1日20分でからだが変わる！

はじめての
おうちヨガ

20 min.

綿本ヨーガスタジオ RIE 監修

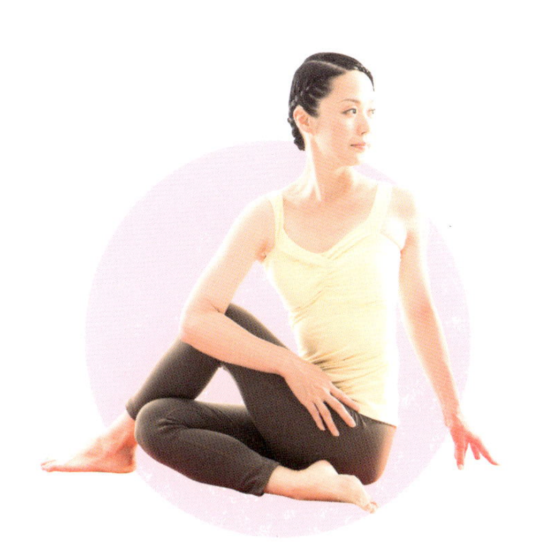

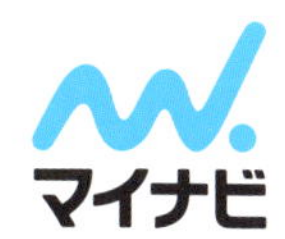

はじめに

この本はおうちで気軽にヨガの素晴らしさに触れていただけるように、身近な悩みを解消して心とからだに健やかさをもたらすプログラムを紹介しています。

プログラムはテーマ別に6種類。初心者向け、デトックス、からだの引き締め、骨盤の矯正、心をすっきり、快眠など、それぞれ代表的なヨガのポーズを組み合わせ、その効果を最大限に実感できる構成にしました。

おうちヨガのよいところはマイペースでできること。ヨガは他人と比較するものでもなく、完璧なポーズをとろうと焦る必要もありません。

ヨガはポーズを行いながら、そのときに自分のからだがどう反応し、心は何を感じているのかを意識することで、無自覚だった心とからだの不調の原因に気づき、健康な自分をとり戻していく手段でもあるのです。次にあげるいくつかのポイントに気をつけて、おうちヨガの奥深さをぜひ体感してください。

主なポイントはふたつあります。

ひとつめは「ながらヨガ」をしないこと。ストレッチはテレビを見ながら、ジョギングは音楽を聞きながらでもできます。しかし、ヨガの場合は、おすすめできません。意識では別のことを考えながら、ただ機械的にポーズを行うのではヨガにとって大切な「気づき」は得られず、効果も半減します。

ヨガではふだん外に向けている五感を、内側のからだの感覚に集中させます。東洋の気功などでは「意識を向けたところに気が流れる」といわれています。ヨガも同じ。太極拳のようなゆっくりとした動きで、ポーズで刺激されている筋肉の感覚に耳を澄ませて行いましょう。そうすれば不用意に体を痛めることなく、たとえ短い時間であったとしても最大限の効果を得られます。

もうひとつのポイントは、やわらかい呼吸の波を全身に届けるように、やさしさや労わりの心でからだと向き合うことです。

私たちは日常、休むことなく働いてくれているからだの各器官にほとんど無関心です。不調が生じるまで気づかずほうっておいたうえに、いざポーズを行うときは思いどおりにならないと、からだを「なんでできないの!」と責めて、無理やり動かそうとしがちです。これではからだは心を閉ざして、余計に硬く縮こまってしまうでしょう。

ヨガを行う時間は、ふだん負担をかけてしまっている内臓や筋肉たちが芯からくつろげるような、やすらぎのひとときにしましょう。そうすれば思いどおりにならないと思っていたからだも日ごとにやわらかくなります。

そしてプログラムを終えたら、仰向けに寝転び、からだの隅々に生きる力が浸透していく幸福感を味わってみましょう。これもヨガの楽しさ、醍醐味を知る大切な時間になることと思います。

「ヨガが上達する」とは、唯一無二のあなたのからだを大切に慈しみながら、ていねいにからだと向き合う繊細さを育てていくこと。その内面の成長が結果的にポーズの外見的な美しさにも反映されていくのです。

その積み重ねは、あなた自身が気づいていなかった魅力や未知の可能性、潜在能力をもきっと引き出してくれることでしょう。

あなたが内側から輝き、生き生きと毎日を過ごせますように。

おうちヨガがそのきっかけになることを願っています。

綿本ヨーガスタジオ　RIE

CONTENTS

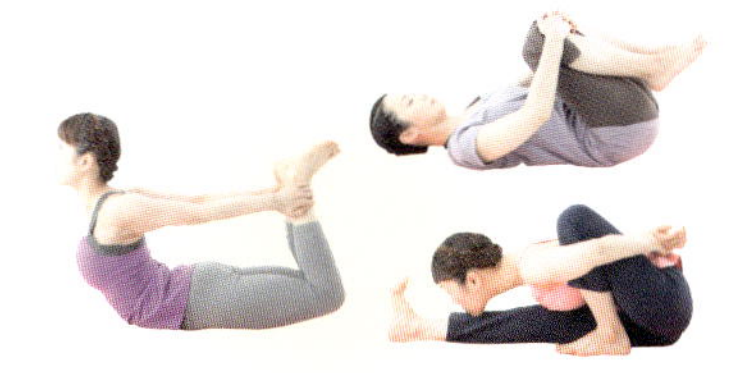

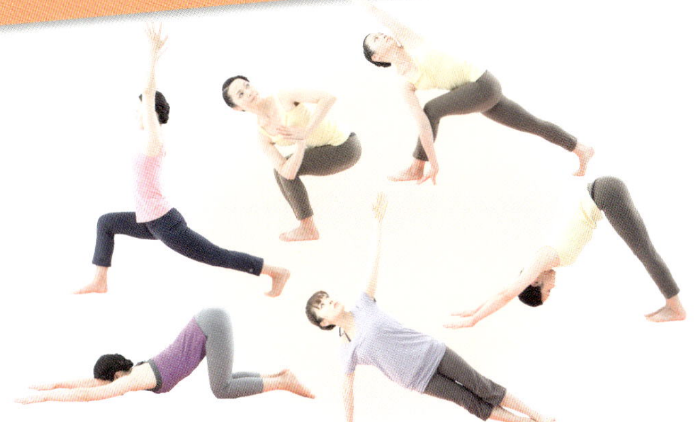

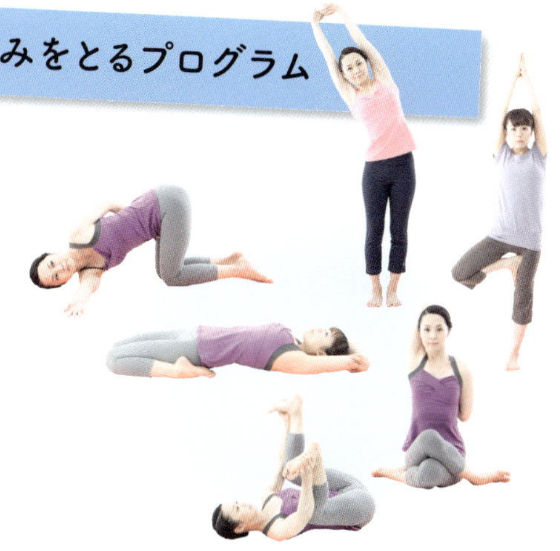

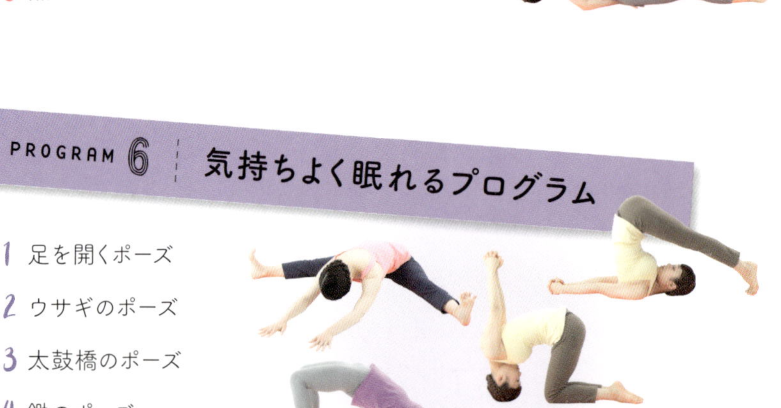

注意事項

- 妊娠中の方、病気療養中の方や持病をお持ちの方、通院中の方などは医師に相談のうえで行ってください。
- 腰痛やひざの痛み、股関節に違和感がある、けがをしているなど、
  からだに不調を抱えている方は医師や専門家に相談のうえで行ってください。
- 体調がすぐれないときや、過度に疲れているときは行わないでください。
- 飲酒後は行わないでください。
- ポーズの途中でつらさや痛みを感じたら直ちに中断し、長引くようなら医師に相談してください。
- 本書の監修者ならびに出版社は、おうちヨガを行って生じた問題に対する責任は負いかねます。
  各自体調を考慮したうえで、自己責任のもと行うようにしてください。

INTRODUCTION

さぁ、おうちヨガをはじめよう!

おうちヨガをはじめる前に、知っておきたいポイントや呼吸・座り方について、
またヨガを行ううえで欠かせないウォーミングアップや
クールダウンについて紹介しています。
まずはこれらを学んでから、自分の心身をどのように調整したいか、
その日の体調や心の状態を感じとり、
本書で紹介しているプログラムを選んで行いましょう。

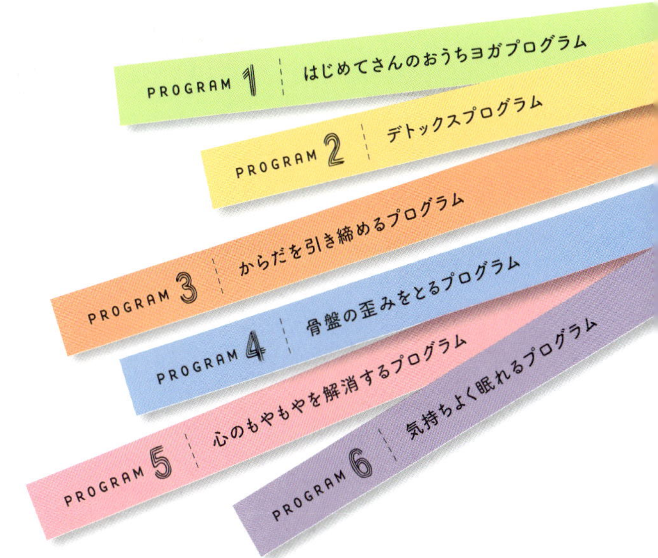

PROGRAM 1 はじめてさんのおうちヨガプログラム
PROGRAM 2 デトックスプログラム
PROGRAM 3 からだを引き締めるプログラム
PROGRAM 4 骨盤の歪みをとるプログラム
PROGRAM 5 心のもやもやを解消するプログラム
PROGRAM 6 気持ちよく眠れるプログラム

おうちヨガのメリット

ダイエット効果やリラクゼーション効果の高さから注目を集めているヨガ。やってみたいと思うものの、時間がとれない、スタジオが近くにないなどの理由でなかなかはじめられない人も多いのではないでしょうか？しかし、ヨガはヨガマットを敷けるスペースがあれば自宅でもできます。

本書では、ひとりでも自宅で安全に行えるよう、ヨガを行うのがはじめての人、からだが硬い人にも比較的行いやすいポーズを組み合わせたプログラムを紹介しています。また、ヨガを行ううえで重要な、正しい身体感覚をつかむポイント、意識すべきポイントも解説しているので、効果もしっかり得られます。ポーズをとっている間も楽に、ゆったりとした呼吸が続けられるよう、キツイ、つらいと感じたときは無理をしないように楽しみながら行ってみましょう。

•1日10〜25分！ 好きなときにできる！

本書のプログラムは、1日の流れを意識した構成をとっています。就寝前に最適な「気持ちよく眠れるプログラム（p.84〜）」以外は、基本的に食事直後を避ければいつ行ってもOK！ 朝行えばすっきりとした目覚めになるでしょう。

また、ヨガマットを敷ける一畳程度のスペースと、1プログラムあたり20分ほどの時間があれば、どこでも無理なく続けることができます。ただし、「ながら」ヨガは禁物。テレビを見たりしながら行うと、意識が散漫になり、ポーズに集中することができません。ヨガを行うときは、自分の心とからだと向き合う特別な時間にしましょう。

＊けがなく安全にヨガを行うためには、プログラムの前後にウォームアップとクールダウンを行いましょう。

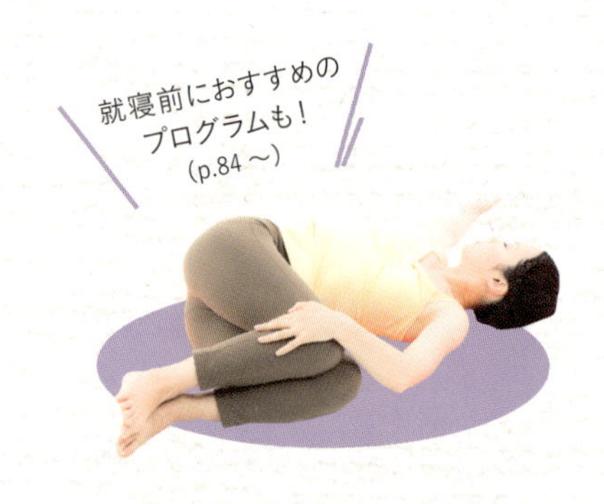

・自分のペースで行える

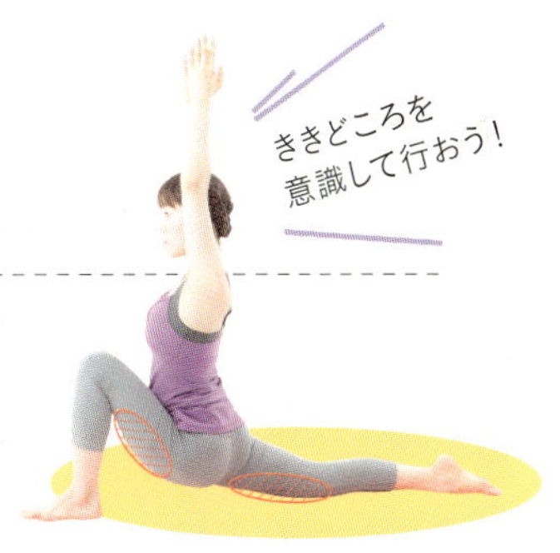

おうちヨガのよいところは、呼吸のタイミングやポーズのポイント、ききどころなどを確認しながら、自分のペースで落ちついて、ひとつひとつのポーズを大切に行えること。「昨日とちがう」「昨日よりできるようになった！」など、日々変化する自分のからだの変化に気づきながら行うことが重要です。

次ページの「本書の使い方」では、それぞれのポーズを行うときのポイントやききどころの見方を解説しています。プログラムをはじめる前に全体の流れを確認しておきましょう。ポイントやききどころを意識してポーズがとれるようになると、ヨガのポーズが上達しやすくなり、効果もより現れやすくなります。

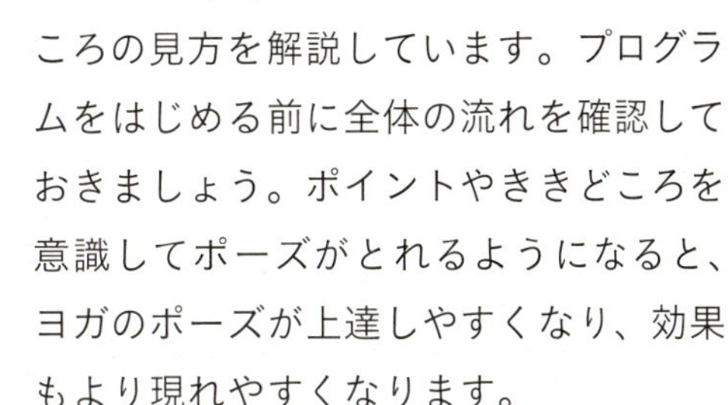

・目的に合わせて日替わりでも行える!

本書では目的別にもっとも効果的な4～6ポーズで構成された、右の6つのプログラムを紹介しています。自分に必要なプログラムを毎日継続して行うのはもちろん、今日は落ち込んでいるから「心のもやもやを解消するプログラム (p.72～)」、今日はむくみが気になるから「デトックスプログラム (p.30 ～)」というふうに日替わりで行ってもOK！　目的やその日の体調、気分に合わせて楽しみながら取り組んでみてください。

ヨガをはじめて行うという人は、自分のからだの動きを知るためにも「はじめてさんのおうちヨガプログラム (p.20～)」からスタートしてみましょう。

プログラム一覧

PROGRAM 1	はじめてさんの おうちヨガプログラム
PROGRAM 2	デトックスプログラム
PROGRAM 3	からだを引き締める プログラム
PROGRAM 4	骨盤の歪みをとるプログラム
PROGRAM 5	心のもやもやを解消する プログラム
PROGRAM 6	気持ちよく眠れるプログラム

上手におうちヨガを行うための

本書の使い方

ポーズによって得られる主な効果

ポーズを行うことで得られる、主な効果を紹介。プログラムで目的としている効果以外もわかります。

プログラム名とポーズ名

各プログラムと構成するポーズの順番、ポーズ名を紹介。そのポーズのねらいや効果をひと言で解説しています。

呼吸マーク

ヨガを行ううえで大切となる「呼吸」(p.12)。ポーズと関連して行う「吸う」「吐く」のタイミングを示しています。呼吸マークがないときは、自分のペースで自然な呼吸をくり返しましょう。

からだの伸びや負荷をかける向き

とくに意識して行ってほしい、からだの伸びや引き上げ、負荷をかける向きを、矢印で示しています。

正しくからだを使うポイント

ポーズを行ううえで重要となる、からだの6つのポイント(頭、首、胸、背骨、下腹部、足)と正しくからだを使うための注意を促しています。

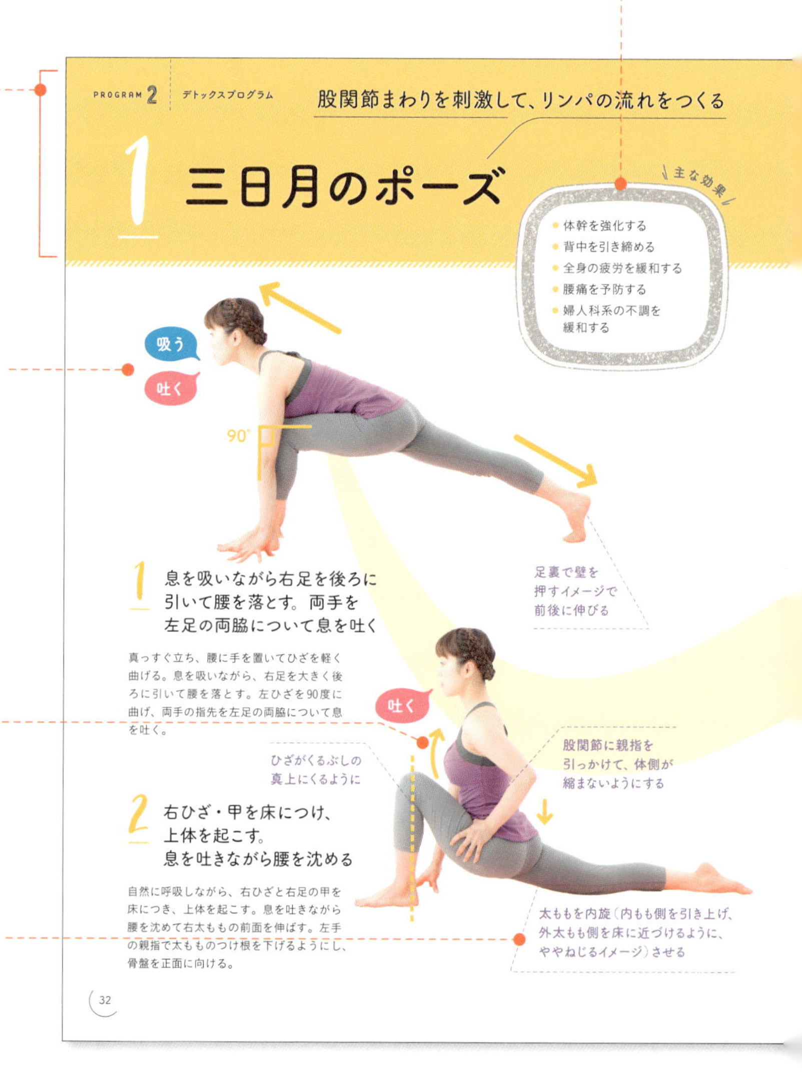

PROGRAM 2
デトックスプログラム
股関節まわりを刺激して、リンパの流れをつくる
1
三日月のポーズ
主な効果
体幹を強化する
背中を引き締める
全身の疲労を緩和する
腰痛を予防する
婦人科系の不調を緩和する
吸う
吐く
90°
1
息を吸いながら右足を後ろに引いて腰を落とす。両手を左足の両脇について息を吐く
真っすぐ立ち、腰に手を置いてひざを軽く曲げる。息を吸いながら、右足を大きく後ろに引いて腰を落とす。左ひざを90度に曲げ、両手の指先を左足の両脇について息を吐く。
足裏で壁を押すイメージで前後に伸びる
吐く
ひざがくるぶしの真上にくるように
股関節に親指を引っかけて、体側が縮まないようにする
2
右ひざ・甲を床につけ、上体を起こす。息を吐きながら腰を沈める
自然に呼吸しながら、右ひざと右足の甲を床につき、上体を起こす。息を吐きながら腰を沈めて右太ももの前面を伸ばす。左手の親指で太ももの付け根を下げるようにし、骨盤を正面に向ける。
太ももを内旋(内もも側を引き上げ、外太もも側を床に近づけるように、ややねじるイメージ)させる
32

ひとりでも正しくポーズがとれるよう、意識すべきポイントやコツを示しました。
正しく安全に行えるよう、道具を使ったり、負荷を軽減したりする方法も紹介しているので、
からだが硬い人や腰痛などの症状があるという人も安心して行えます。

ポーズについて

各ポーズの由来、心身に与える効果とその理由などを解説しています。また、おすすめポイントも紹介。

上達のコツ

ポーズを行うときに、意識してできるようになるとよりポーズの精度が上がるコツを解説しています。

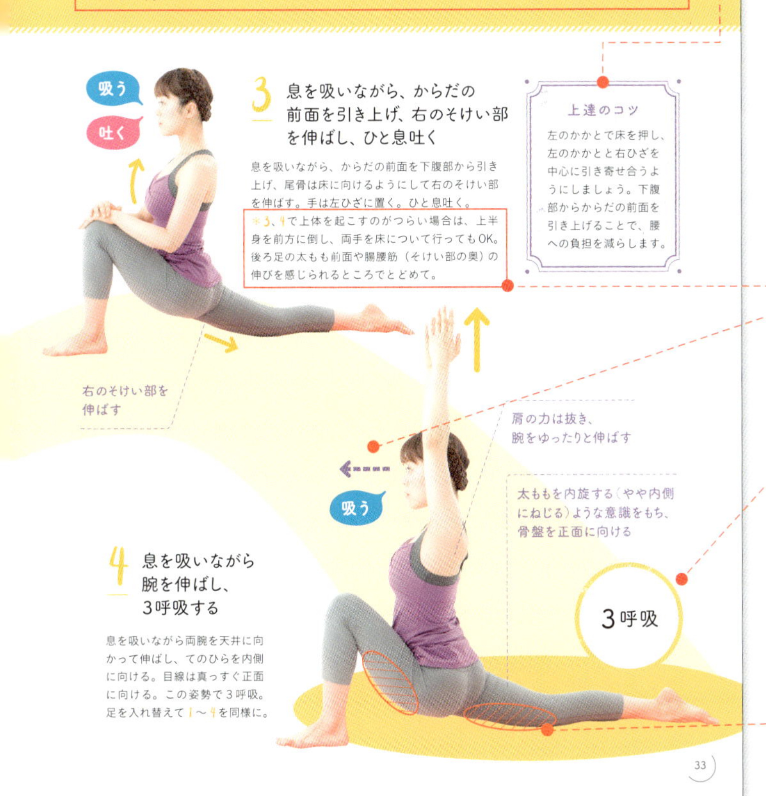

後方へ伸ばした後ろ足から、真っすぐ天井に向かって伸ばした腕にかけてのラインが弧を描くことから、三日月のポーズとよばれています。そけい部をゆったり伸ばすことで、下半身が強化できます。股関節と太ももの前面が伸びるので、腰痛の予防や緩和、股関節や骨盤の歪みを整える効果も。また、婦人科系の不調を緩和する効果も期待できるので、女性におすすめのポーズです。

3 息を吸いながら、からだの前面を引き上げ、右のそけい部を伸ばし、ひと息吐く

息を吸いながら、からだの前面を下腹部から引き上げ、尾骨は床に向けるようにして右のそけい部を伸ばす。手は左ひざに置く。ひと息吐く。

※3、4で上体を起こすのがつらい場合は、上半身を前方に倒し、両手を床について行ってもOK。後ろ足の太もも前面や腸腰筋（そけい部の奥）の伸びを感じられるところでとどめて。

上達のコツ
左のかかとで床を押し、左のかかとと右ひざを中心に引き寄せ合うようにしましょう。下腹部からからだの前面を引き上げることで、腰への負担を減らします。

4 息を吸いながら腕を伸ばし、3呼吸する

息を吸いながら両腕を天井に向かって伸ばし、てのひらを内側に向ける。目線は真っすぐ正面に向ける。この姿勢で3呼吸。足を入れ替えて1〜4を同様に。

吸う
吐く
右のそけい部を伸ばす
肩の力は抜き、腕をゆったりと伸ばす
吸う
太ももを内旋する（やや内側にねじる）ような意識をもち、骨盤を正面に向ける
3呼吸
33

ポーズを安全に行うポイントや負荷を軽減するためのポイント

「つらい！」と感じながら行うのは、逆効果。無理をせず、負荷を弱めて行ったり、道具を使ったり、安全性のためにポーズの途中を完成とすることも。

目線の向き

ポーズの安定性を高めるため、目線の向きを意識して行うべき箇所には、目線の方向を矢印で示しています。とくに指定がないときは、からだの動きにしたがって自然な方向へ向けてください。

ポーズを静止して呼吸をくり返す回数

ポーズの完成時、あるいはポーズの途中でも静止して、数回呼吸をくり返すことを示します。ゆったりとした呼吸を心がけて。

ききどころマーク

ポーズの完成形には、そのポーズの主な「ききどころ」を示しています。その部位を意識して行いましょう。

おうちヨガをはじめる前に

事前に知っておきたいヨガの基本となる呼吸や基本の座り方を学びましょう。
基本をしっかりおさえることで、おうちでもポーズを上達させることができます。

・呼吸のルール

ヨガでは、呼吸を行うことで、全身によい気が巡り、心身が浄化されると考えられています。

ヨガの呼吸の基本は、深く長く行う腹式呼吸。呼吸の効果を高め、気持ちよく呼吸をするためのポイントを学びましょう。とくに初心者の人は無理にポーズをとろうとして、息がとまりがち。からだが余計に緊張してしまうので、自分が気持ちよく呼吸できることを意識して。

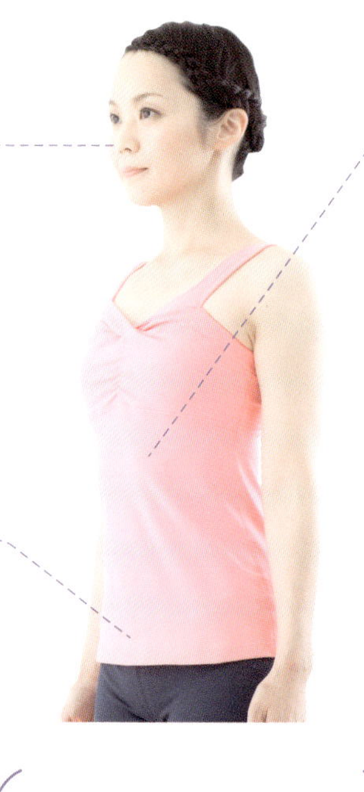

鼻で呼吸を行う

呼吸は基本的に鼻で行います。鼻で呼吸することで、外からの空気が浄化されるほか、その量や温度も調整されるため、自然と質の高い呼吸が行えます。

下腹部に意識をもつ

肩の力は抜き、下腹部(おへその下)に重心をおくようにしましょう。肩に力が入っていると、呼吸をリラックスして行えなくなります。

呼吸をとめない

ポーズに集中するあまり、無意識に呼吸をとめてしまうことがあります。筋肉を傷める原因にもなるので、意識的に呼吸をくり返しましょう。

深く長い呼吸を行う

ゆっくり息を吸い込みお腹に空気をため、吐くときはお腹の空気をすべて出しきるイメージで行いましょう。横隔膜を上下に動かすことで肺の動きをコントロールし、呼吸を深めます。

「吸う」より「吐く」を意識する

ゆったりとした呼吸を行うコツは、「吸う」よりも「吐く」を意識すること。息を吐くときはお腹の空気をすべて吐いて、おへそと背中をくっつけるイメージで行います。

・基本の座り方

「安楽座」とよばれるヨガの基本となる座り方です。その名の通り「安らかに、楽に」座るポーズ。正しい姿勢で行えば、長時間楽に同じ姿勢を保つことができるため、瞑想を行う際にも最適です。

行い方

自然に呼吸をしながら足を交差させて座る。ひざがそれぞれの腰の延長線にくるようにし、背筋を伸ばす。てのひらは上向きにして、ひざの上に置く。
＊坐骨を床につけて座る感覚がつかめない場合は、お尻の下に折りたたんだブランケットなどを敷き、高さを出す。

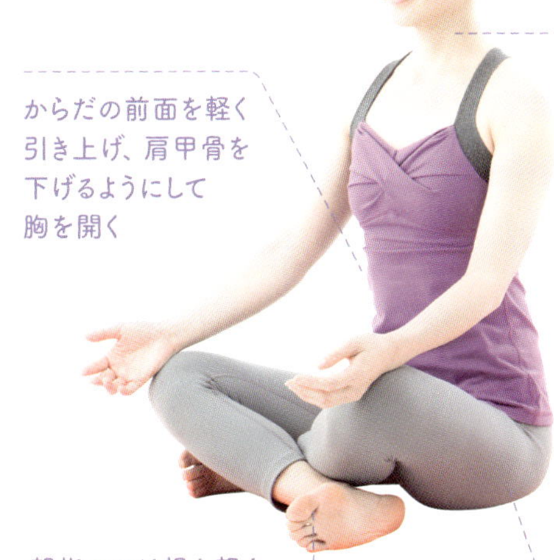

からだの前面を軽く引き上げ、肩甲骨を下げるようにして胸を開く
のどの奥の力を抜き、リラックスする
坐骨を床につけ、骨盤を立てる
親指のつけ根を軽く押し出し、外くるぶしは床から浮かせる

おうちヨガを行うときに、あるとよい道具

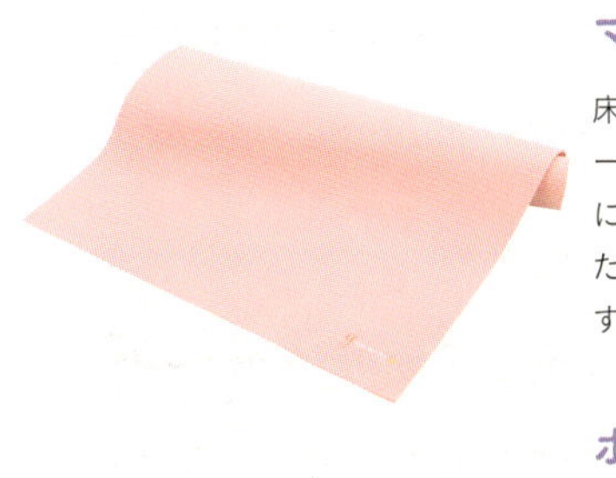

マット

床に敷いて、この上でポーズをとります。滑らずに安定したポーズをとるためには重要な道具です。極力用意しましょう。

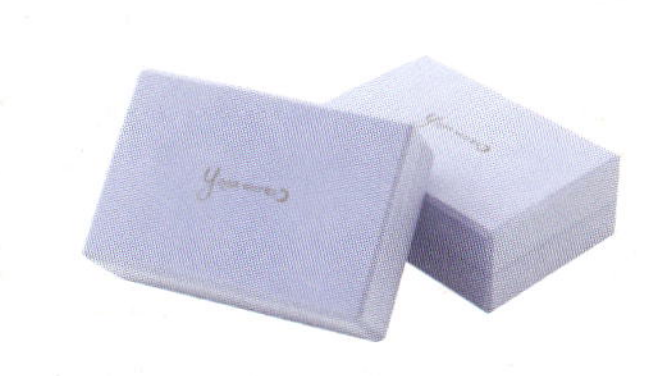

ブロック

床に置いて、からだを支える補助具として使います。バランス感覚や柔軟性が必要なポーズを行うときに重宝します。

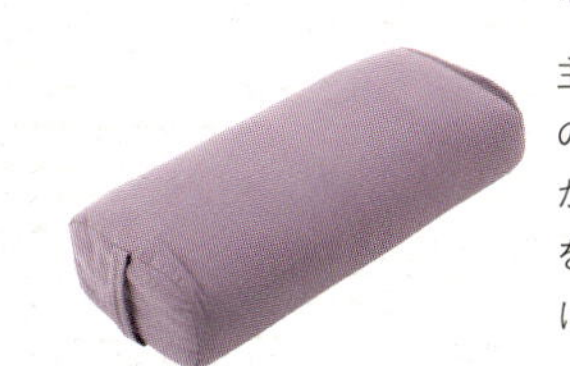

ボルスター

主に、リラックスが目的のポーズを行うときに、からだを支えたり、姿勢をキープしたりするために使います。

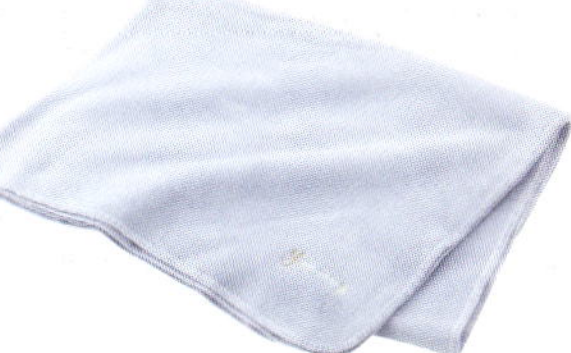

ブランケット

骨盤を立てやすくするためにお尻に敷いたり、クールダウンのときにからだを冷やさないように掛けたりして使います。大きめのバスタオルなどで代用してもOK。

ウォームアップ

おうちヨガを安全に行うためには、プログラムを行う前にウォームアップとして
筋肉や関節をほぐし、からだを温めておくことが大切。
股関節、足首、背骨、肩甲骨をゆっくりとていねいに動かしましょう。

1. 股関節ほぐし

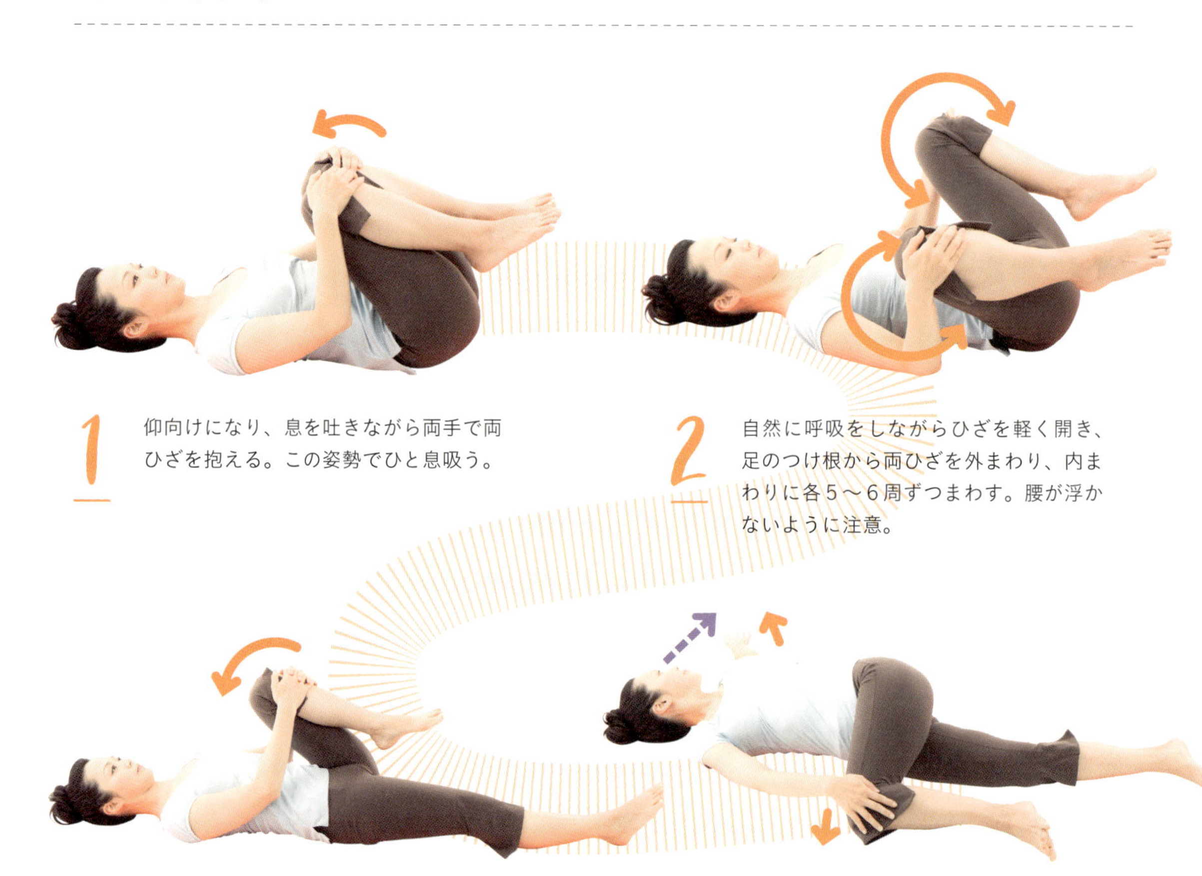

1 仰向けになり、息を吐きながら両手で両ひざを抱える。この姿勢でひと息吸う。

2 自然に呼吸をしながらひざを軽く開き、足のつけ根から両ひざを外まわり、内まわりに各5～6周ずつまわす。腰が浮かないように注意。

3 左ひざを両手で抱えて右足を伸ばし、息を吐きながら曲げたひざをからだに近づける。左股関節の伸びを感じながら、一度息を吸う。

4 息を吐きながら右手で左ひざを押さえ、両肩を床につけたまま左ひざを右側に倒す。一度息を吸い、吐きながら左手を横に広げる。目線は左手の指先に向け、3呼吸。息を吸いながら2の姿勢に戻り、足を入れ替えて3～4を同様に。

2. 足首のストレッチ

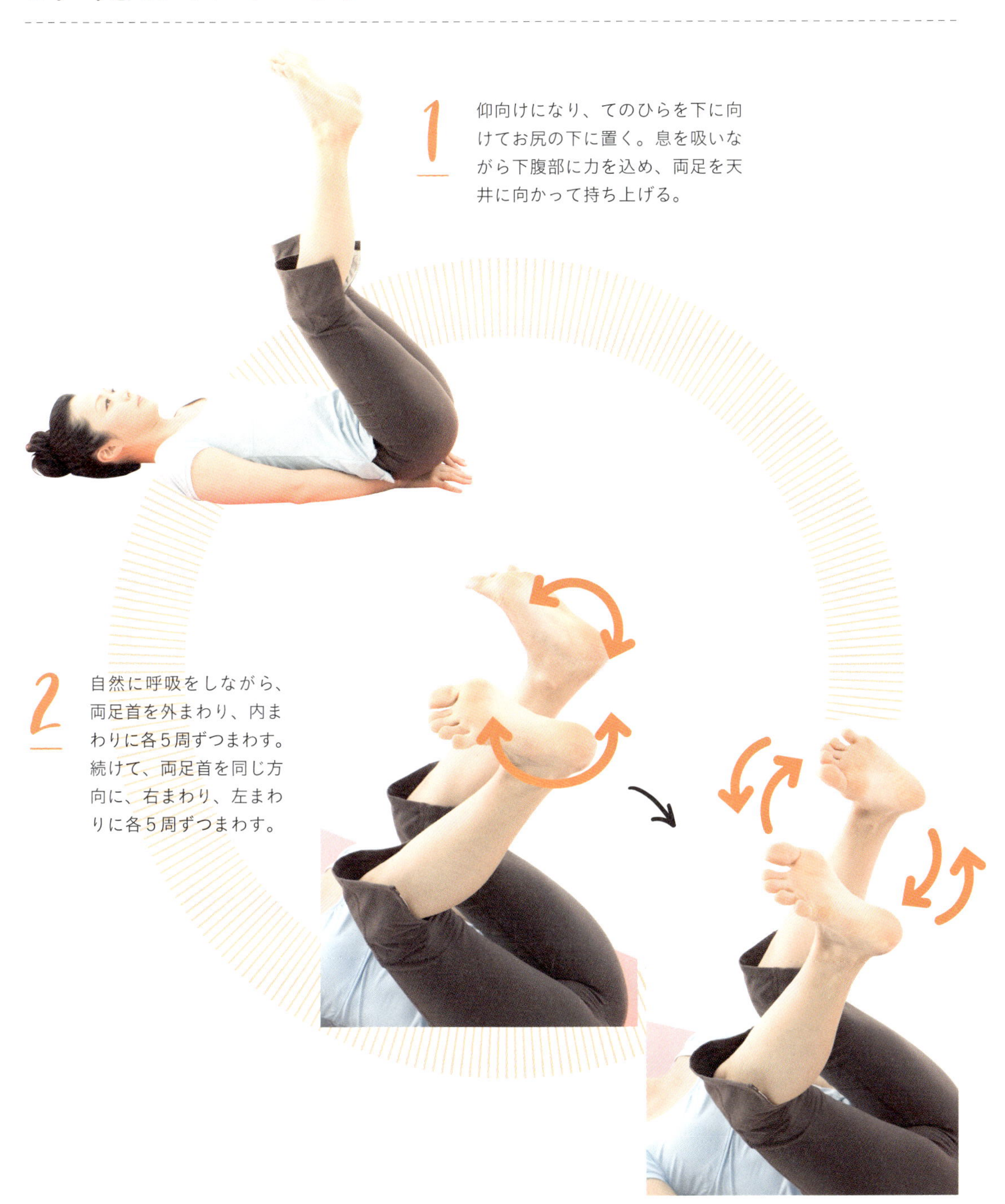

1 仰向けになり、てのひらを下に向けてお尻の下に置く。息を吸いながら下腹部に力を込め、両足を天井に向かって持ち上げる。

2 自然に呼吸をしながら、両足首を外まわり、内まわりに各5周ずつまわす。続けて、両足首を同じ方向に、右まわり、左まわりに各5周ずつまわす。

3. 背骨ほぐし

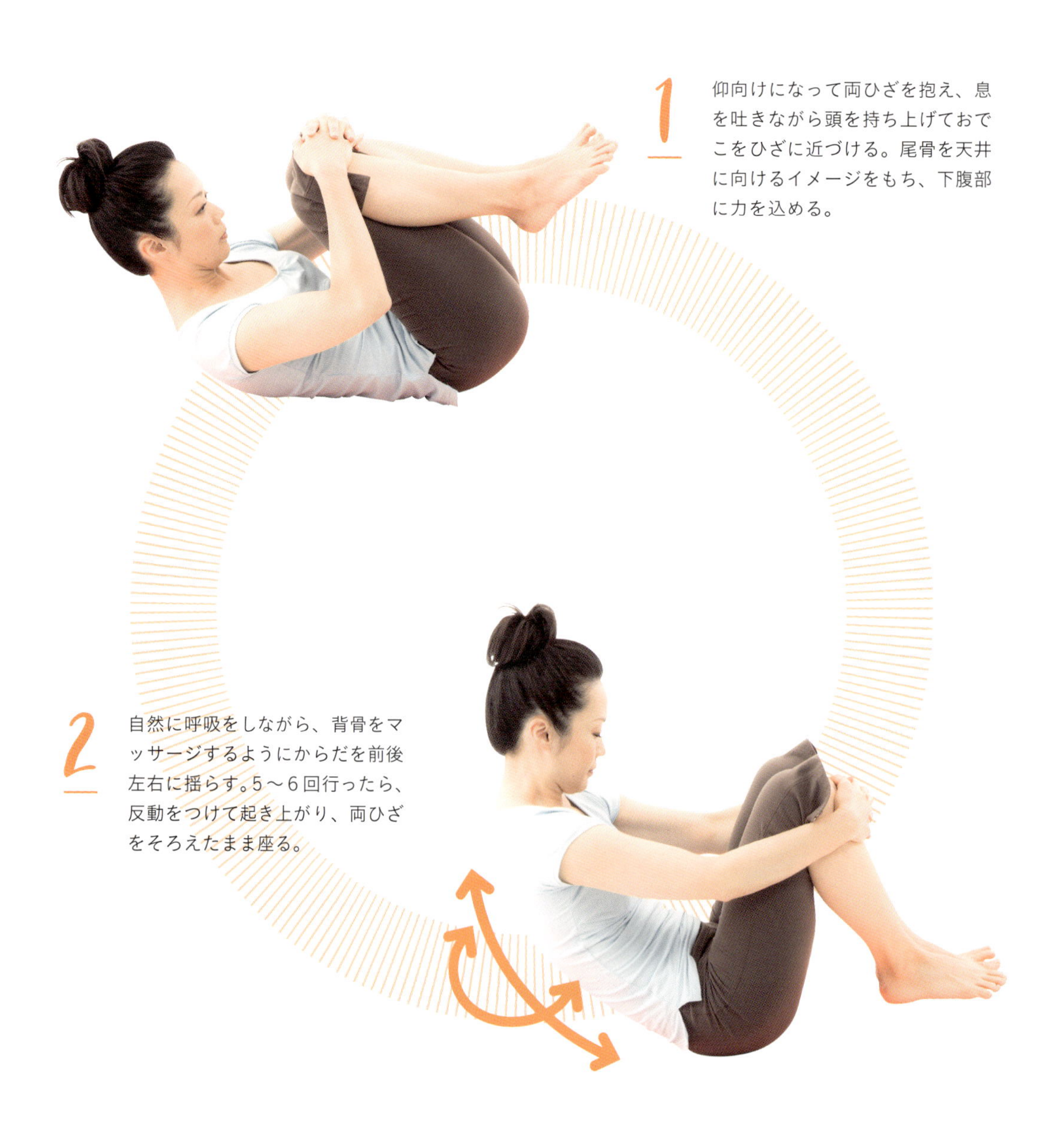

1
仰向けになって両ひざを抱え、息を吐きながら頭を持ち上げておでこをひざに近づける。尾骨を天井に向けるイメージをもち、下腹部に力を込める。

2
自然に呼吸をしながら、背骨をマッサージするようにからだを前後左右に揺らす。5～6回行ったら、反動をつけて起き上がり、両ひざをそろえたまま座る。

4. 肩甲骨のストレッチ

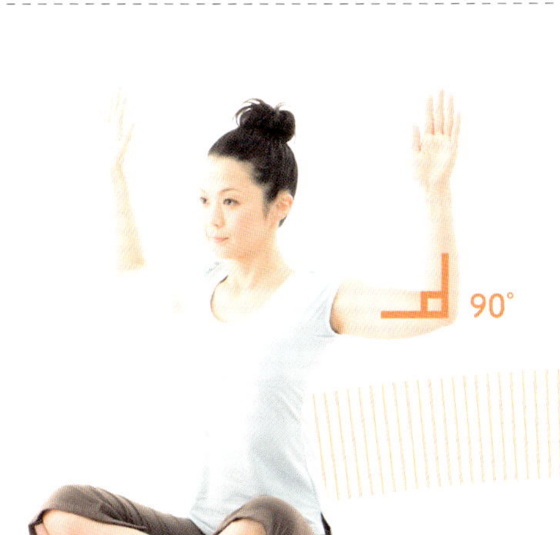

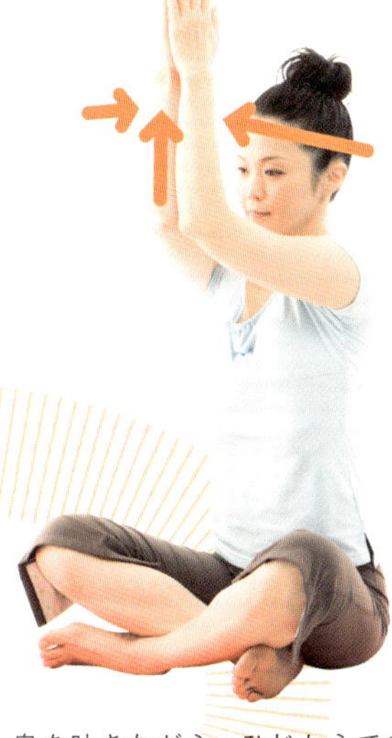

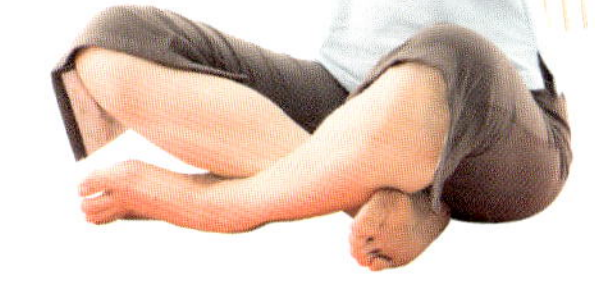

1

安楽座（p.13）になり、息を吸いながら両腕を肩の高さで広げ、ひじを90度に曲げる。

2

息を吐きながら、ひじからてのひらを顔の前で合わせる。両ひじをそろえたまま息を吸い、両腕を天井に向かって引き上げる。ひじを下ろすときは、息を吐く。

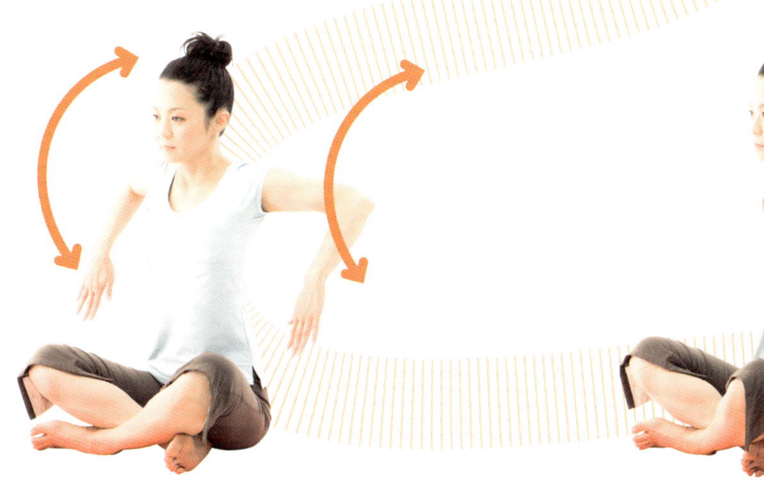

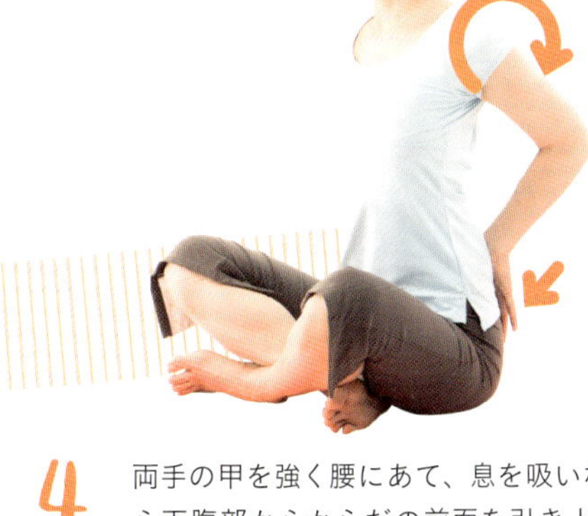

3

息を吸いながら1の姿勢に戻り、自然に呼吸をしながらひじから下をゆっくりと上下に動かす。肩の力は抜き、ひじが肩より下に下がらないように注意しながら、上下に5～6回ずつ行う。

4

両手の甲を強く腰にあて、息を吸いながら下腹部からからだの前面を引き上げ、肩甲骨どうしを下げるようにして胸を開き、3呼吸。その後、両肩を外まわりに5～6周まわす。

クールダウン

プログラムのあとは、リラクゼーションのポーズを中心に行い、クールダウンをしましょう。
4の「無空のポーズ」は、15分程度行うのがベストです。

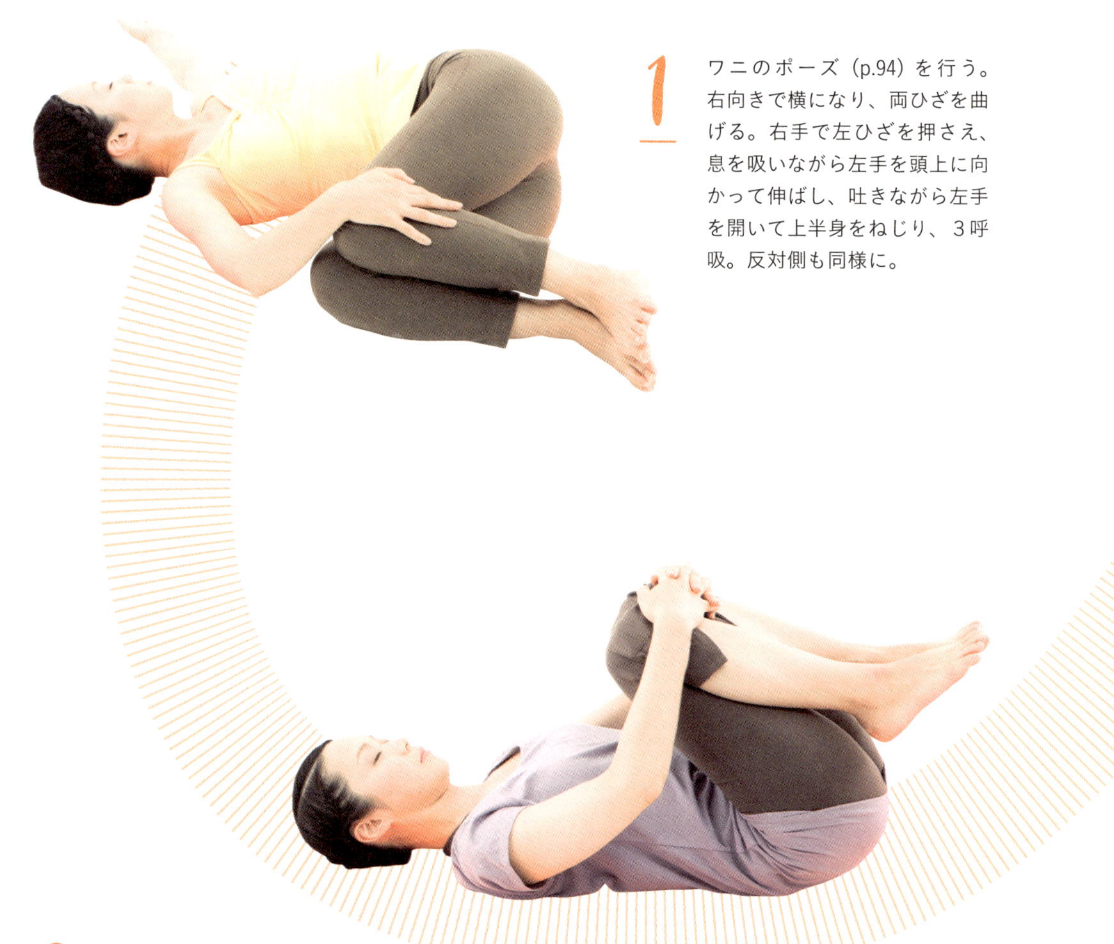

1

ワニのポーズ（p.94）を行う。右向きで横になり、両ひざを曲げる。右手で左ひざを押さえ、息を吸いながら左手を頭上に向かって伸ばし、吐きながら左手を開いて上半身をねじり、3呼吸。反対側も同様に。

2

赤ちゃんのポーズ（p.42）を行う。仰向けになり、息を吐きながら両手で両ひざを抱える。この姿勢で3呼吸。

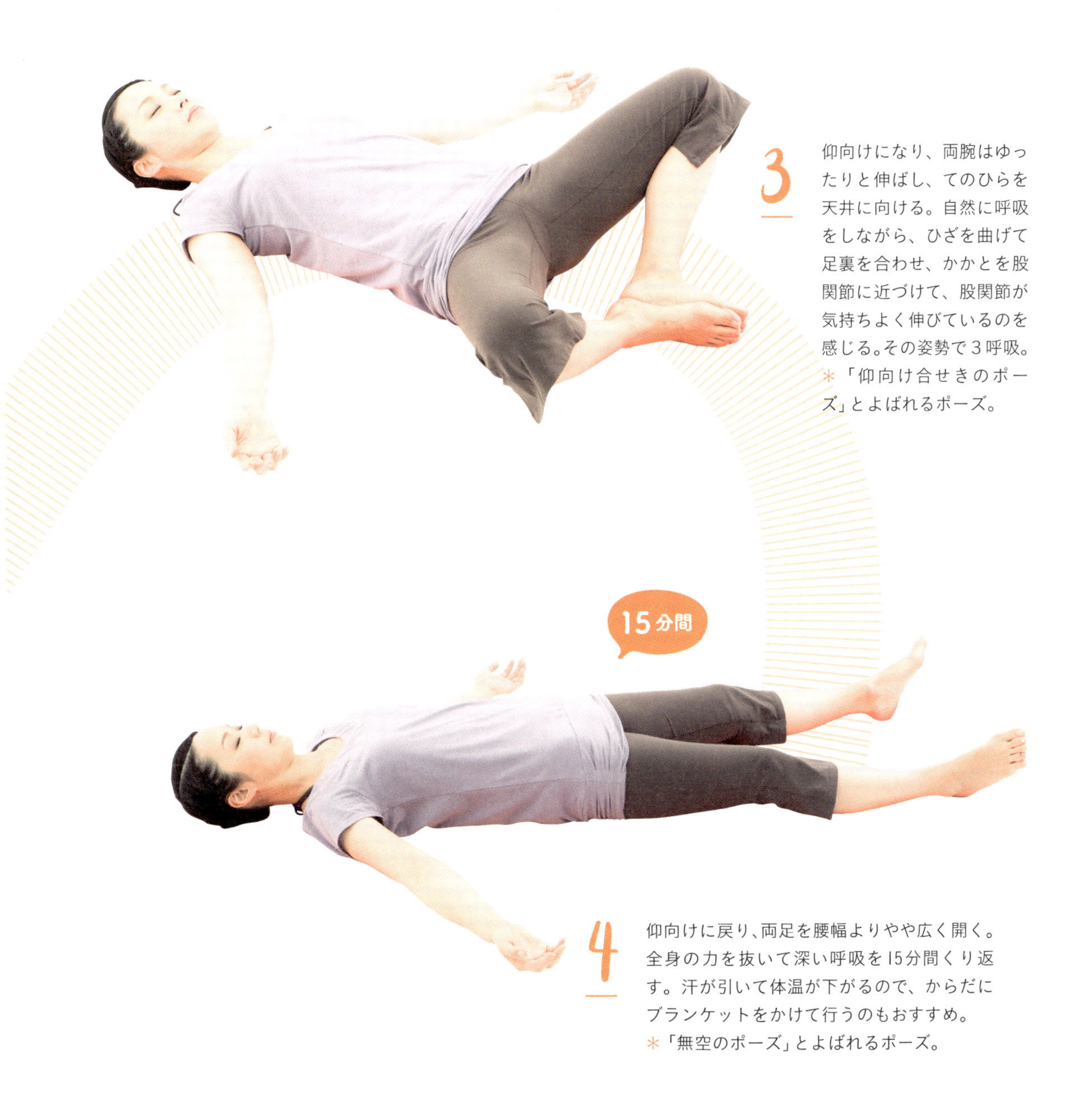

3

仰向けになり、両腕はゆったりと伸ばし、てのひらを天井に向ける。自然に呼吸をしながら、ひざを曲げて足裏を合わせ、かかとを股関節に近づけて、股関節が気持ちよく伸びているのを感じる。その姿勢で3呼吸。
＊「仰向け合せきのポーズ」とよばれるポーズ。

4

仰向けに戻り、両足を腰幅よりやや広く開く。全身の力を抜いて深い呼吸を15分間くり返す。汗が引いて体温が下がるので、からだにブランケットをかけて行うのもおすすめ。
＊「無空のポーズ」とよばれるポーズ。

PROGRAM 1

ヨガの基本ポーズで、自分のからだの動きを学ぶ

はじめてさんの おうちヨガプログラム

ヨガを行ううえで、もっとも大切なのは自分のからだの状態を知ること。
PROGRAM 1 は、背骨を動かす、上体を反らす、からだをねじる、上体を前に倒すなど、
基本的な動作のポーズを組み合わせました。
どのポーズを行うときも、呼吸と動きの連動を意識しながら、
からだの動かし方の基本を学びましょう。

このプログラムのメリット

- 日常の姿勢がよくなる
- からだの歪み、緊張がとれる
- 心とからだのつながりを感じられる
- 心の静まり、やすらぎを得られる

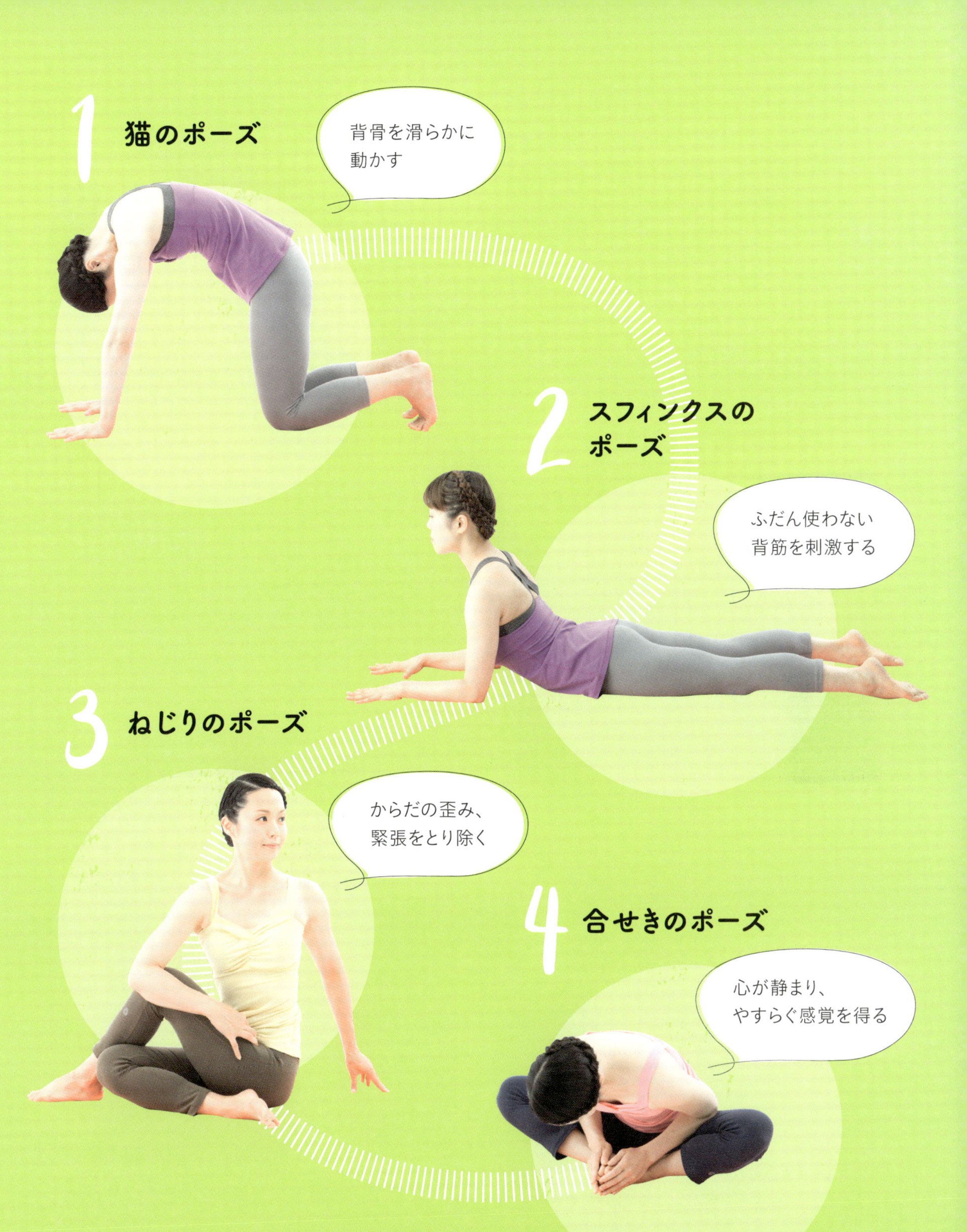
1 猫のポーズ
背骨を滑らかに
動かす
2 スフィンクスの
ポーズ
ふだん使わない
背筋を刺激する
3 ねじりのポーズ
からだの歪み、
緊張をとり除く
4 合せきのポーズ
心が静まり、
やすらぐ感覚を得る

呼吸に合わせて、からだを動かす感覚を得る

1 猫のポーズ

主な効果

- 背骨や骨盤の歪みを整える
- 股関節の柔軟性を高める
- 冷えを緩和する
- 集中力を高める

吐く

つま先を、腰幅に開いて立てる

1 四つんばいになり、つま先を立てて息を吐く

肩の真下の床に手を、股関節の真下にひざをつけ、四つんばいになる。つま先は立て、腰幅に開く。目線は床に向け、息を吐く。
＊腰に痛みがある人は、1 → 3のポーズへ。

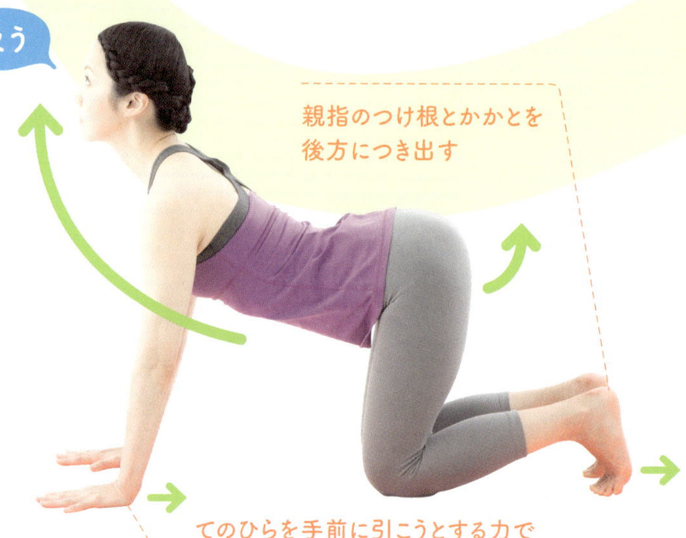
吸う
親指のつけ根とかかとを後方につき出す
てのひらを手前に引こうとする力でからだの前面を前方向に伸ばす

2 息を吸いながら、背中を反らす

息を吸いながら背中を軽く反らし、頭と尾骨を持ち上げる。親指のつけ根とかかとを後方につき出す。

上達のコツ

親指のつけ根をつき出すようにすると、からだの前面の伸びが意識できます。

猫のように背中を丸めたり、反ったりするポーズです。呼吸に合わせて、背骨の動きを意識することで、集中力やからだの動きを感じる力が高まります。

背骨や骨盤のゆがみを整えたり、股関節の柔軟性を高めたりするほか、冷えを緩和する働きもあります。ウォームアップにも最適。

3 息を吐きながら、背中を丸める。2〜3を3回くり返す

息を吐きながら両手で床を押し、背中を丸めてお腹をへこませる。かかとを後方につき出すようにし、目線はおへそに向けて。2〜3をからだの前面と背面を交互に伸ばすイメージで、呼吸に合わせて3回くり返す。

上達のコツ

尾骨を下げ、内臓全体を引き上げることを意識して、おへそを天井につき上げるようにしましょう。お腹の下に空間をつくるイメージです。

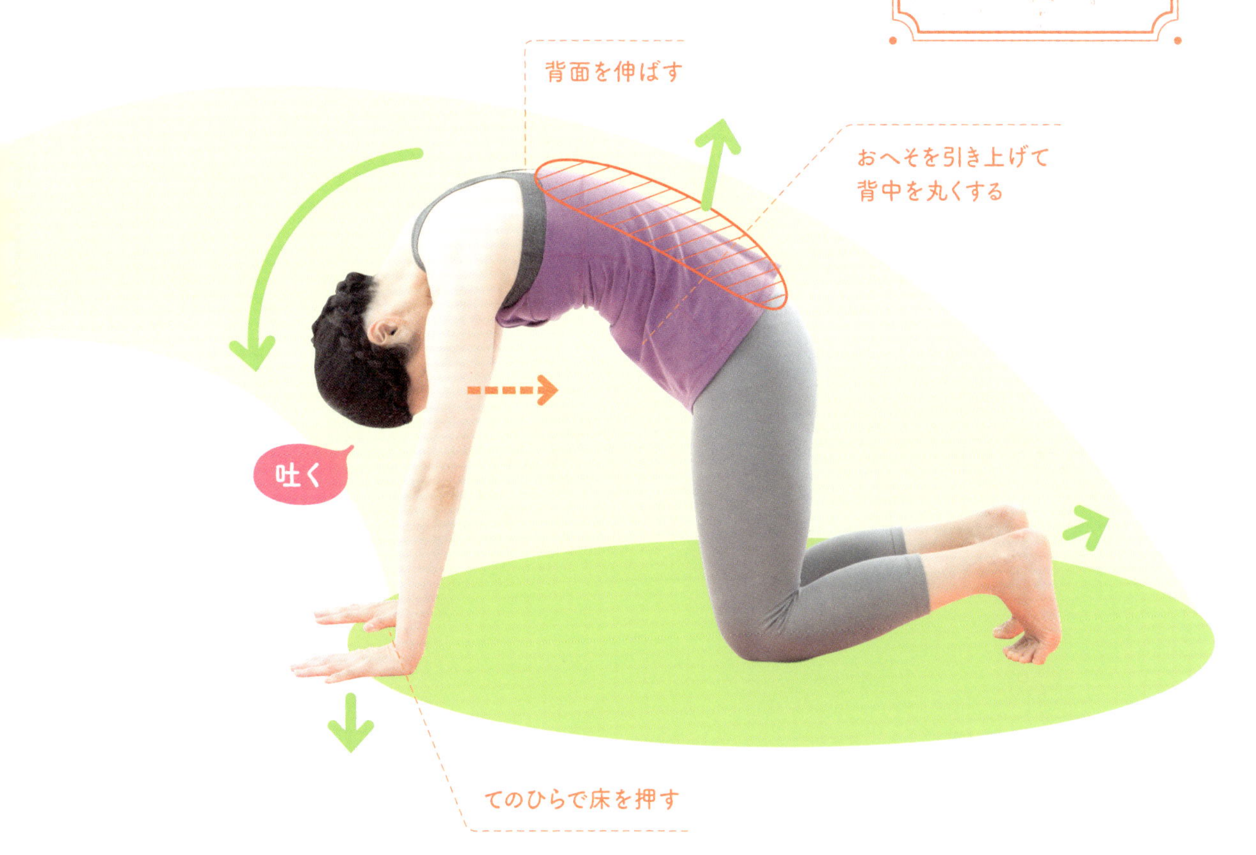
背面を伸ばす
おへそを引き上げて
背中を丸くする
吐く
てのひらで床を押す

上半身を起こす後屈のポーズで、ボディラインを美しく

2 スフィンクスのポーズ

主な効果
- 背中を引き締める
- ボディラインを整える
- 全身の疲労を緩和する
- 内臓の働きを高める
- ストレスを軽減する

1 うつ伏せになり、息を吸いながら上体を持ち上げる。ひじをついて手を組み、2～3呼吸

足を腰幅に開いてうつ伏せになり、息を吸いながら上体を持ち上げる。肩の真下にひじをついて胸の前で手を組む。このとき、ひじを手前に引くようにして、からだの前面を下腹部から前方に伸ばす。目線は斜め下に向け、この姿勢で2～3呼吸。

吸う

肩の力は抜き、
耳から遠ざける

足先まで意識を集中させ、
かかとが外側に
開かないようにする

2～3
呼吸

下腹部を引き締めて
おへそを引き上げ、
尾骨を下に向けて
腰から下を後方に伸ばす

エジプトのスフィンクスのように、上半身を起こして後屈するポーズです。ふだん使わない背筋を刺激することで、日常的に正しい姿勢を保てるようサポートします。

お腹、背中、足がしっかり伸びるため、ボディラインを美しくする効果が期待できます。腰痛の予防にも効果的。

2 てのひらを床につけ、息を吸いながらさらに上体を伸ばし、2呼吸する

左右の腕を平行にし、小指から順にてのひらを床につけ、てのひら全体とひじで床をとらえて下腹部を引き締める。息を吸いながらひじ下を手前に引く意識をもって、上体を斜め上に伸ばす。この姿勢で2呼吸。

上達のコツ

からだの前面は下腹部から前方に伸びて、背面は腰から下を後方に、同時に伸ばす意識で背筋を使いましょう。より気持ちよく後屈できます。

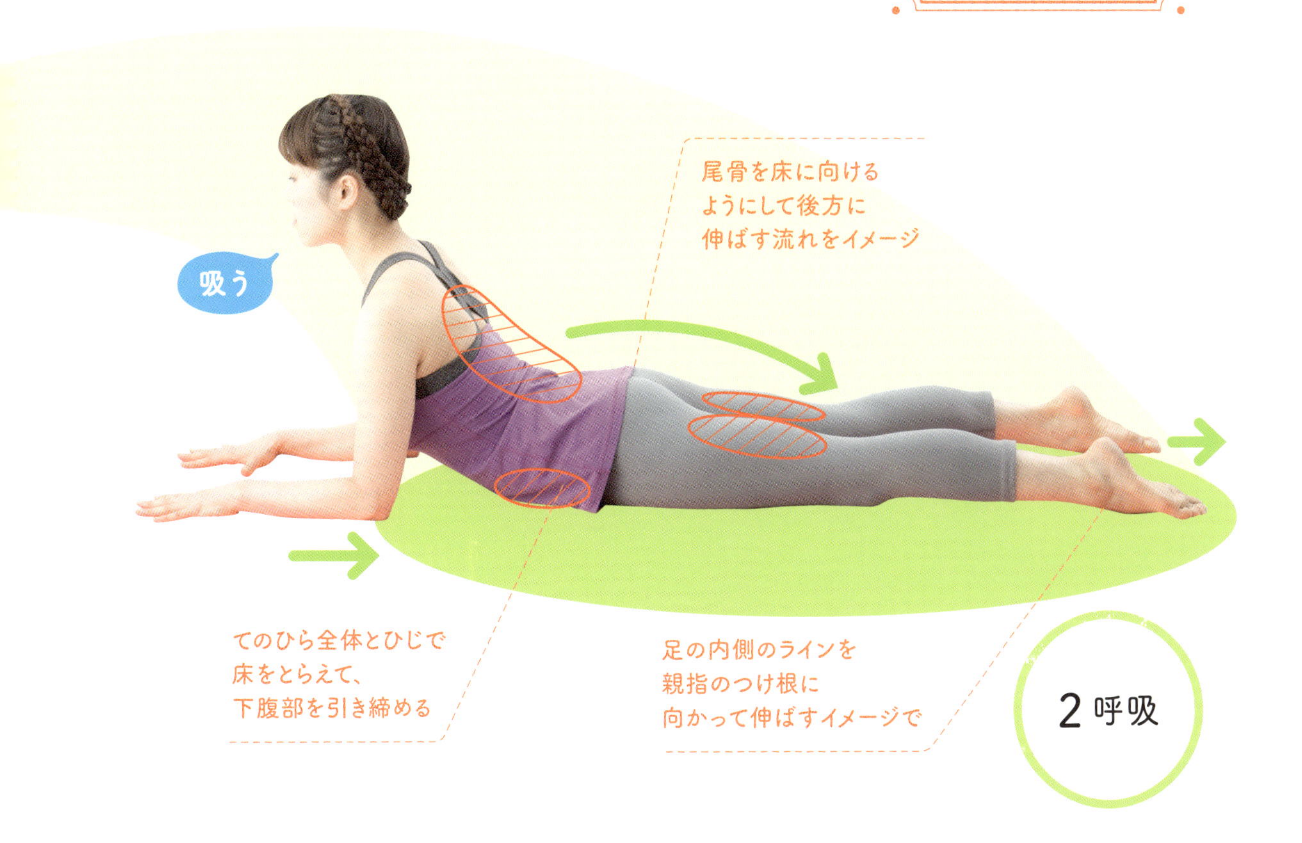
尾骨を床に向けるようにして後方に伸ばす流れをイメージ
吸う
てのひら全体とひじで床をとらえて、下腹部を引き締める
足の内側のラインを親指のつけ根に向かって伸ばすイメージで
2呼吸

内外のからだの歪み、緊張をとり除く

3 ねじりのポーズ

主な効果

- ウエストを引き締める
- 腰痛を緩和する
- 便秘を緩和する
- 骨盤の歪みを整える
- 集中力を高める

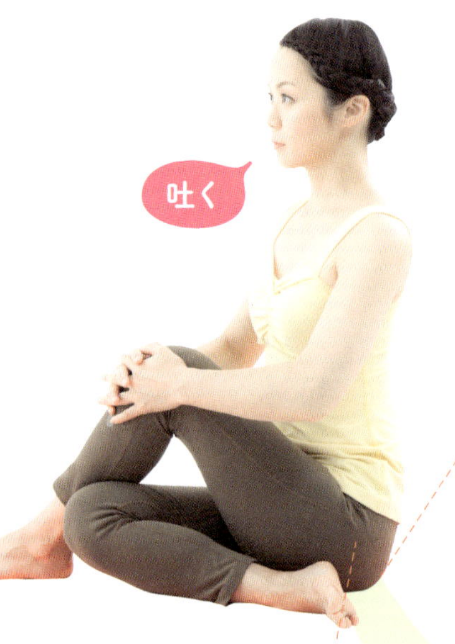

1 右ひざを曲げ、左ひざを立てて座る。左ひざの上で手を組み、息を吐く

自然に呼吸しながら、右ひざを曲げ、かかとがお尻の左側にくるようにして座る。左ひざは立てて右ひざの外側に足をつく。左ひざの上で手を組み、ひと息吐く。
＊坐骨が浮いて、背骨が曲がっているように感じる場合は、お尻の下にブランケットなどを敷いて、高さを出すと安定する。

左の坐骨が浮かないように

足裏から股関節までの筋肉を、意識的に引き締めて骨盤を安定させる

吸う

てのひらを内側に向け、真っすぐ上に伸ばす

内ももを引き締め、坐骨で床を押す

2 息を吸いながら、右手を上に伸ばす

左手は腰の後ろの床につき、左右の坐骨で床を押して背骨を伸ばす。息を吸いながら右手を天井に向かって伸ばし、体側を引き上げる。

骨盤を正面に向けたままねじり、深い呼吸をくり返すことで、精神の落ちつき、集中力を得られます。呼吸によってからだの内側と外側がほぐれていく心地よさを感じながら行いましょう。

また、正しい姿勢でねじりを加えることで、ウエストの引き締めや腰痛の緩和といった効果が得られます。内臓が活性化されて消化・吸収機能が高まるため、便秘の改善も期待できます。

3 息を吐きながら、右ひじで左ひざを押しながら上体をねじって3呼吸する。反対側も同様に

息を吐きながら右ひじを左ひざの外側にかけ、太ももに添える。右ひじと左ひざで押し合いながらおへそを左内ももに向けるようにねじり、目線をねじった側の後方に向ける。吸う息で背骨を伸ばし、吐く息でねじりを深めるようにして3呼吸。足を入れ替えて1〜3を同様に。

上達のコツ

ねじる方向側の坐骨が浮いてしまうと、上体を正しくねじれなくなるので注意。坐骨が均等に床に根づいているのを意識すると、正しくねじりが深められます。

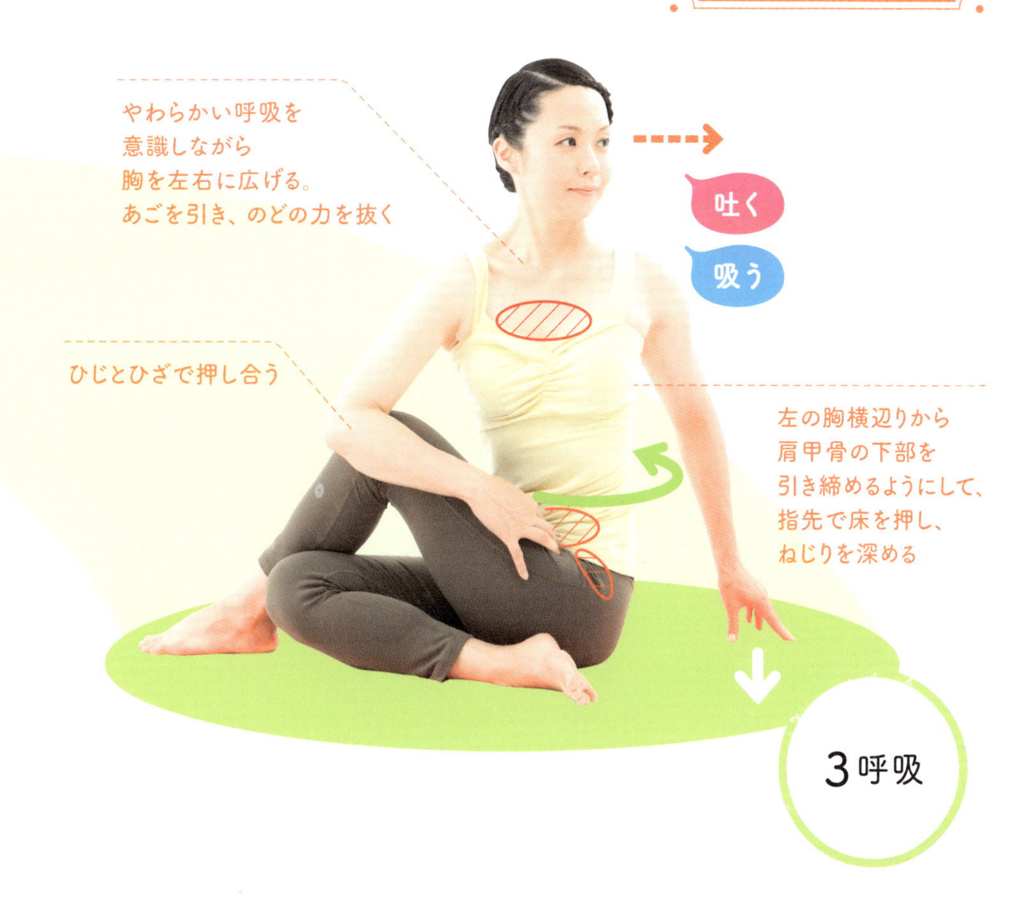
やわらかい呼吸を
意識しながら
胸を左右に広げる。
あごを引き、のどの力を抜く
吐く
吸う
ひじとひざで押し合う
左の胸横辺りから
肩甲骨の下部を
引き締めるようにして、
指先で床を押し、
ねじりを深める
3呼吸

心が静まりやすらぐ感覚を得る前屈

4 合せきのポーズ

主な効果
- 骨盤の歪みを整える
- 股関節の柔軟性を高める
- お尻を引き締める
- 便秘を緩和する
- 気持ちを落ちつける

1 足裏を合わせて座り、背筋を伸ばす

足裏を合わせて座り、かかとを恥骨に引き寄せて両手でつま先を抱える。息を吸いながらつま先を引き上げるようにして下腹部を引き上げ、背筋を伸ばす。
＊股関節の柔軟性がない人は、お尻の下にブランケットなどを敷くと、背筋が伸ばしやすい。

吸う

のどの奥の力を抜き、リラックスする

坐骨を床につけ、骨盤を立てる

両手でつま先を引き上げるようにし、背骨を伸ばす

足裏を互いに押し合う

足裏を合わせる「合せき」の姿勢で、股関節や骨盤の歪みを整えましょう。股関節を無理に開こうとせず、ゆったりとした呼吸をくり返すことでリラックス効果が得られます。骨盤の歪みを整えるほか、お尻を引き締めたり、便秘を緩和したりする効果も期待できます。両ひざは気持ちよく呼吸できる範囲で無理なく開きましょう。

2 息を吐きながら前屈し、3呼吸する

下腹部の引き上げを保ち、坐骨を床に根づかせたまま、息を吐きながら股関節から上体を倒す。この姿勢で3呼吸。
＊より気持ちをリラックスさせたいときは、両手を前方に伸ばし、額を厚みのあるブランケットやクッションなどにのせて休ませる。

上達のコツ

前屈を無理に深めず、股関節の開きを保ちましょう。内ももがつけ根からひざに向かって伸びていくイメージをもって、ゆったりとした呼吸をくり返しながら行います。

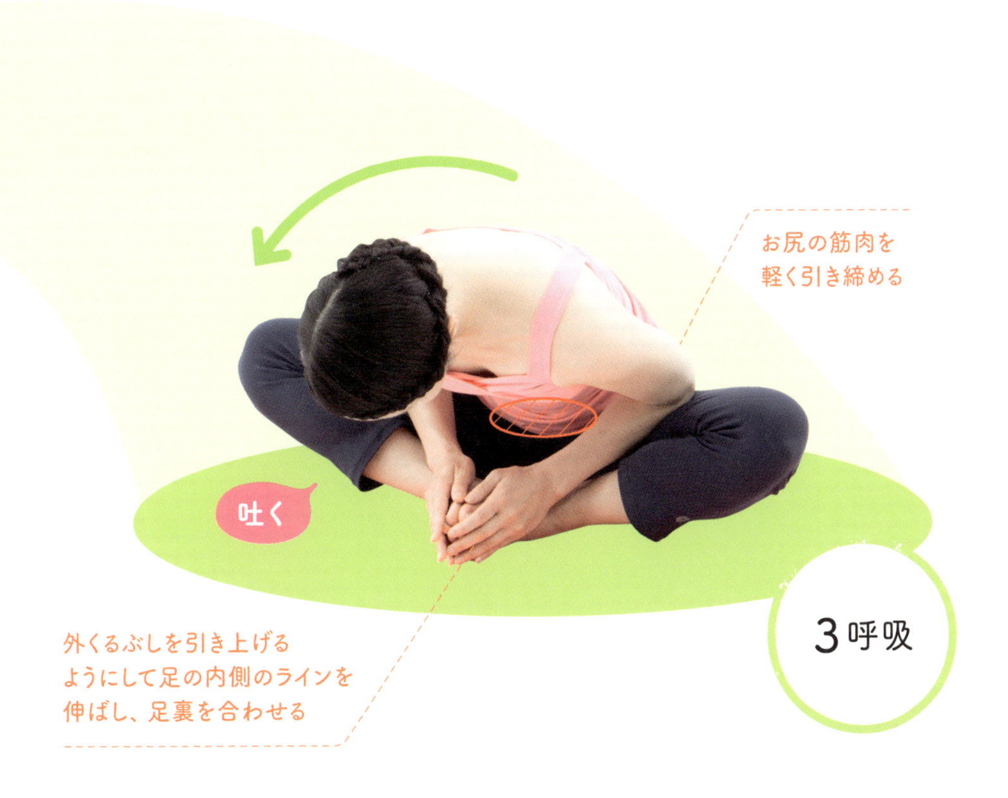
お尻の筋肉を
軽く引き締める
吐く
3呼吸
外くるぶしを引き上げる
ようにして足の内側のラインを
伸ばし、足裏を合わせる

PROGRAM

2

からだ内部の流れを正常化し、毒素をすっきり排出

デトックスプログラム

老廃物は、汗や排せつ物、呼吸などによって体外に排出されます。
このリズムが滞ると、からだが重い、だるいなど不調を感じやすくなります。
「三日月のポーズ」で股関節まわりをほぐしたあと、「片足ハトのポーズ」などで毒素がたまりやすい
箇所（太もも外側）を刺激し、さらに「マリーチの前屈」や「弓のポーズ」で
内臓にねじりや適度な圧迫を加えて毒素の排出を促しましょう。
ポーズに慣れてきたら、1の「三日月のポーズ」から4の「マリーチの前屈」までを同じ足で連続して
行い、もう片足も同様に1～4のポーズを連続させると、より効果を得やすくなります。

＊2の「片足ハトのポーズ」のみ右足前から行っています。
連続して行うときは、「三日月のポーズ」からのつながりで、左足前から先に行いましょう。

このプログラムのメリット

循環機能が
高まる

内臓の働きが
改善され、
お通じがよくなる

からだの不調が
解消され、
心もすっきり

体内の毒素を
スムーズに
排出できる流れ
がつくられる

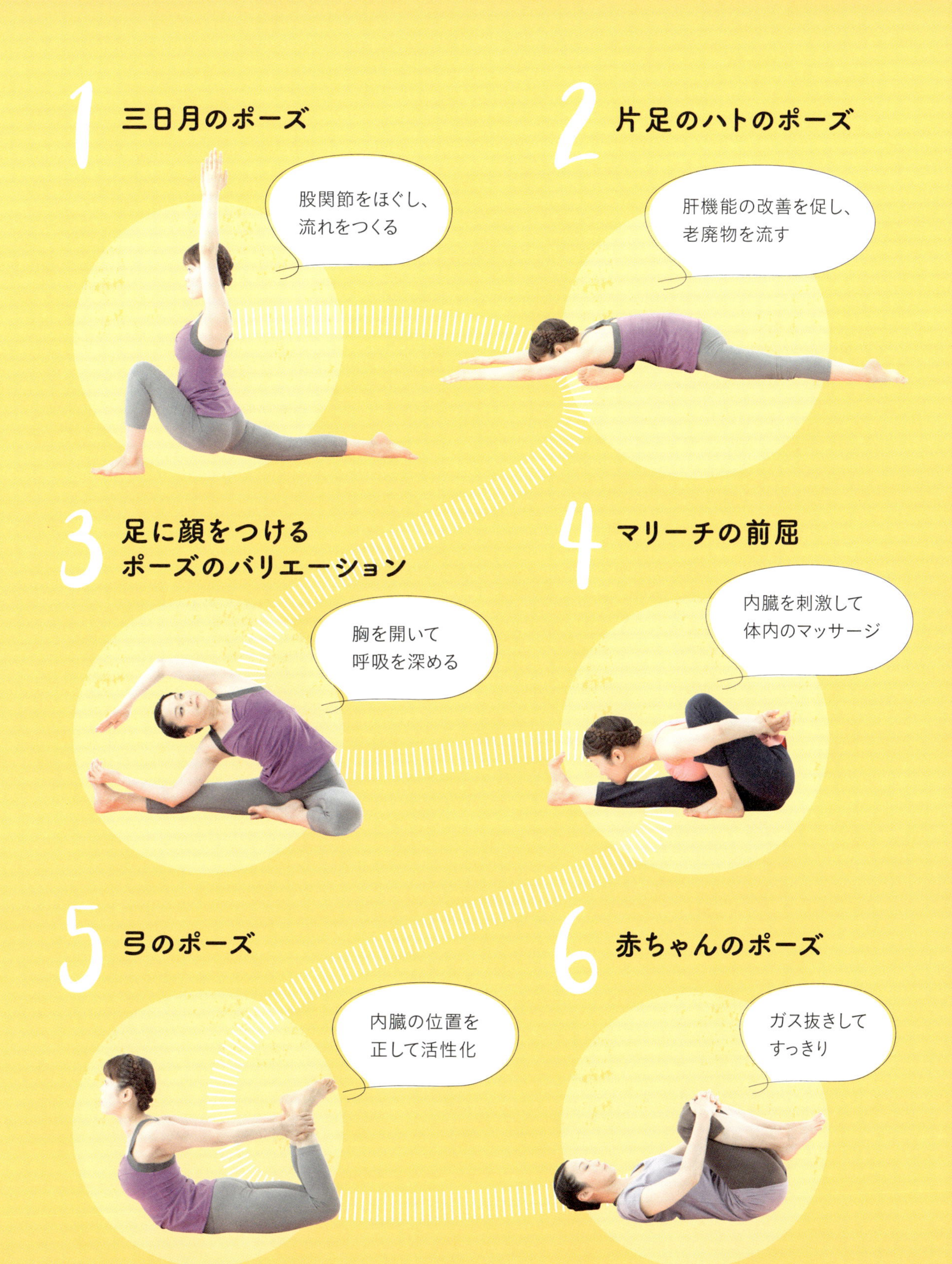

1
三日月のポーズ
股関節をほぐし、
流れをつくる
2
片足のハトのポーズ
肝機能の改善を促し、
老廃物を流す
3
足に顔をつける
ポーズのバリエーション
胸を開いて
呼吸を深める
4
マリーチの前屈
内臓を刺激して
体内のマッサージ
5
弓のポーズ
内臓の位置を
正して活性化
6
赤ちゃんのポーズ
ガス抜きして
すっきり

股関節まわりを刺激して、リンパの流れをつくる

1 三日月のポーズ

主な効果
- 体幹を強化する
- 背中を引き締める
- 全身の疲労を緩和する
- 腰痛を予防する
- 婦人科系の不調を緩和する

吸う
吐く
90°

足裏で壁を押すイメージで前後に伸びる

1 息を吸いながら右足を後ろに引いて腰を落とす。両手を左足の両脇について息を吐く

真っすぐ立ち、腰に手を置いてひざを軽く曲げる。息を吸いながら、右足を大きく後ろに引いて腰を落とす。左ひざを90度に曲げ、両手の指先を左足の両脇について息を吐く。

吐く

ひざがくるぶしの真上にくるように

股関節に親指を引っかけて、体側が縮まないようにする

2 右ひざ・甲を床につけ、上体を起こす。息を吐きながら腰を沈める

自然に呼吸しながら、右ひざと右足の甲を床につき、上体を起こす。息を吐きながら腰を沈めて右太ももの前面を伸ばす。左手の親指で太もものつけ根を下げるようにし、骨盤を正面に向ける。

太ももを内旋（内もも側を引き上げ、外太もも側を床に近づけるように、ややねじるイメージ）させる

後方へ伸ばした後ろ足から、真っすぐ天井に向かって伸ばした腕にかけてのラインが弧を描くことから、三日月のポーズとよばれています。そけい部をゆったり伸ばすことで、下半身が強化できます。股関節と太ももの前面が伸びるので、腰痛の予防や緩和、股関節や骨盤の歪みを整える効果も。また、婦人科系の不調を緩和する効果も期待できるので、女性におすすめのポーズです。

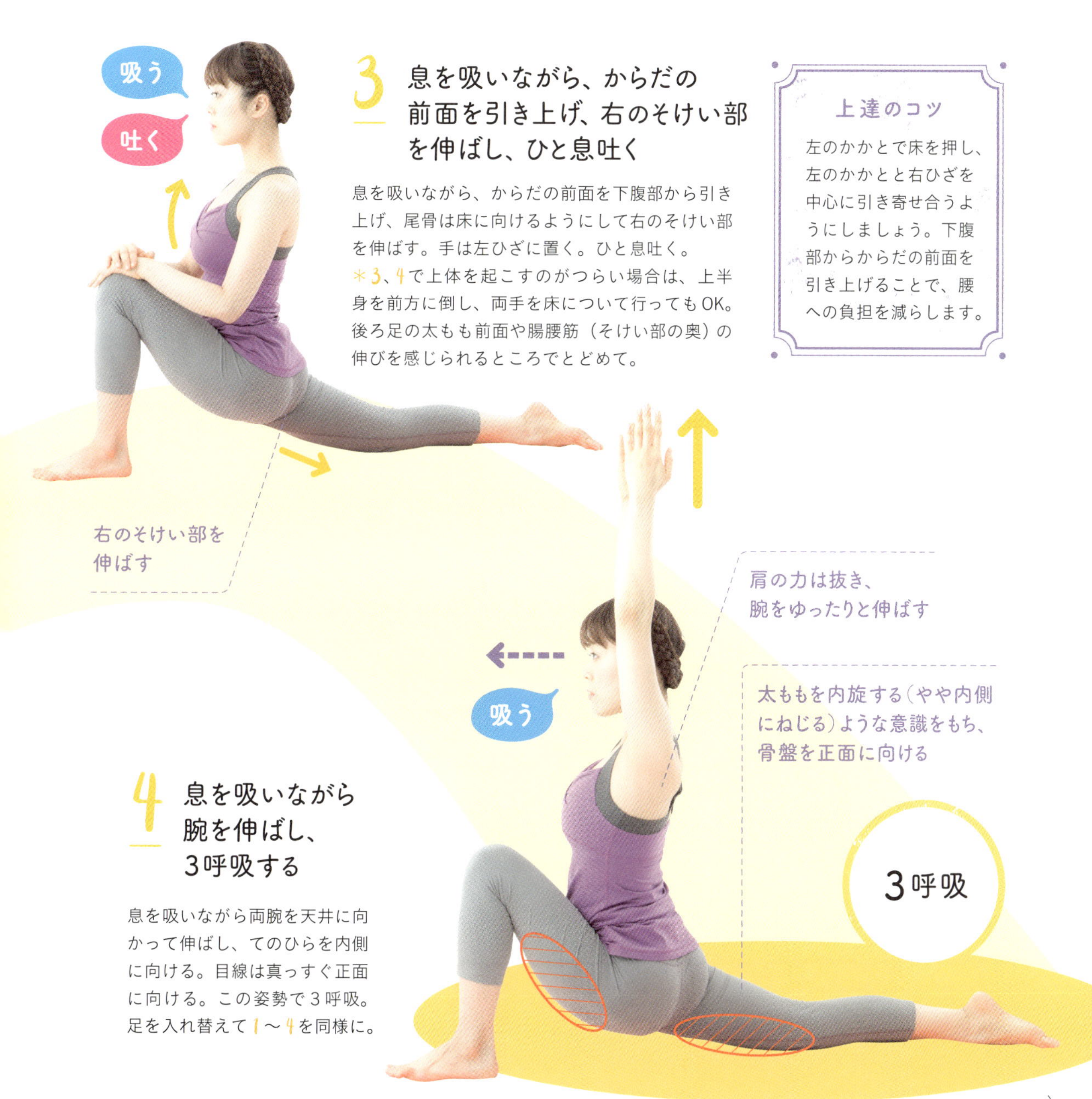

吸う
吐く
右のそけい部を
伸ばす
肩の力は抜き、
腕をゆったりと伸ばす
吸う
太ももを内旋する（やや内側にねじる）ような意識をもち、
骨盤を正面に向ける
3呼吸

3 息を吸いながら、からだの前面を引き上げ、右のそけい部を伸ばし、ひと息吐く

息を吸いながら、からだの前面を下腹部から引き上げ、尾骨は床に向けるようにして右のそけい部を伸ばす。手は左ひざに置く。ひと息吐く。
＊3、4で上体を起こすのがつらい場合は、上半身を前方に倒し、両手を床について行ってもOK。後ろ足の太もも前面や腸腰筋（そけい部の奥）の伸びを感じられるところでとどめて。

上達のコツ

左のかかとで床を押し、左のかかとと右ひざを中心に引き寄せ合うようにしましょう。下腹部からからだの前面を引き上げることで、腰への負担を減らします。

4 息を吸いながら腕を伸ばし、3呼吸する

息を吸いながら両腕を天井に向かって伸ばし、てのひらを内側に向ける。目線は真っすぐ正面に向ける。この姿勢で3呼吸。足を入れ替えて1〜4を同様に。

片足を曲げて上体を倒す、リラックスポーズ

2 片足のハトのポーズ

主な効果
- 内臓の働きを高める
- 股関節の柔軟性を高める
- 全身の疲労を緩和する
- 坐骨神経痛の緩和

左側の腸腰筋や太ももの前側を十分に伸ばす

吸う

1 息を吸いながら、左足を大きく後方に引いて腰を落とす。両手は右足の両脇につく

真っすぐ立ち、ひざを軽く曲げる。息を吸いながら、左足を大きく後ろに引いて足の甲を床につけ、腰を落とす。両手は、右足の両脇につく。

足の甲は床につける

2 息を吐きながら右ひざを倒し、吸いながらからだの前面を引き上げる

右の足裏を左手のほうに近づけ、息を吐きながら右ひざを外側に倒す。息を吸い、からだの前面を下腹部から引き上げる。左足はつけ根から足の甲まで床につける。

＊すねを床と平行に保つのが難しく、右のお尻が浮いてしまう場合は、右側のお尻の下にブランケットなどを敷いて坐骨を安定させる。または、右のかかとを左そけい部の近くに引き寄せて、ひざの角度を鋭角にしてもよい。

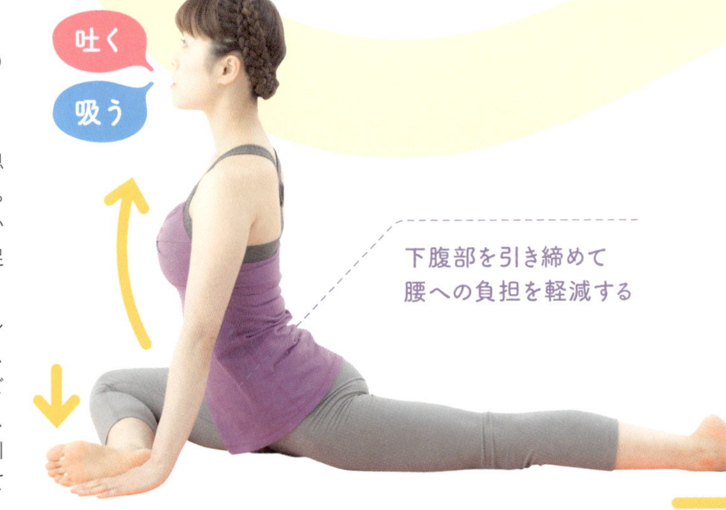
吐く
吸う
下腹部を引き締めて
腰への負担を軽減する

片足のハトのポーズとよばれる休息姿勢で、デトックスに効果的な肝臓と胆嚢の経絡（経脈・絡脈からなる、気や血の通り道のこと）を刺激するポーズです。上体を倒して腕を前方に伸ばし、深い呼吸をくり返しながらリラックスしましょう。股関節と全身を伸ばすことで背骨や骨盤の位置を矯正し、正しい姿勢に導く効果が期待できます。

＊同じ足で「マリーチの前屈」（p.38）まで連続して行うときは、「三日月のポーズ」の左足前のまま、写真とは逆の足から先に行いましょう。

3 息を吐きながら、上体を倒し、腕を伸ばす。3呼吸する

下腹部からからだの前面の引き上げを保ったまま、息を吐きながら股関節から上体を倒し、腕を伸ばす。この姿勢で3呼吸。足を入れ替えて1～3を同様に。

上達のコツ

左の腰が上がって腰がねじれないように、右の坐骨と尾骨を床に近づけます。左体側を伸ばすことを意識して骨盤をなるべく床と平行にしましょう。

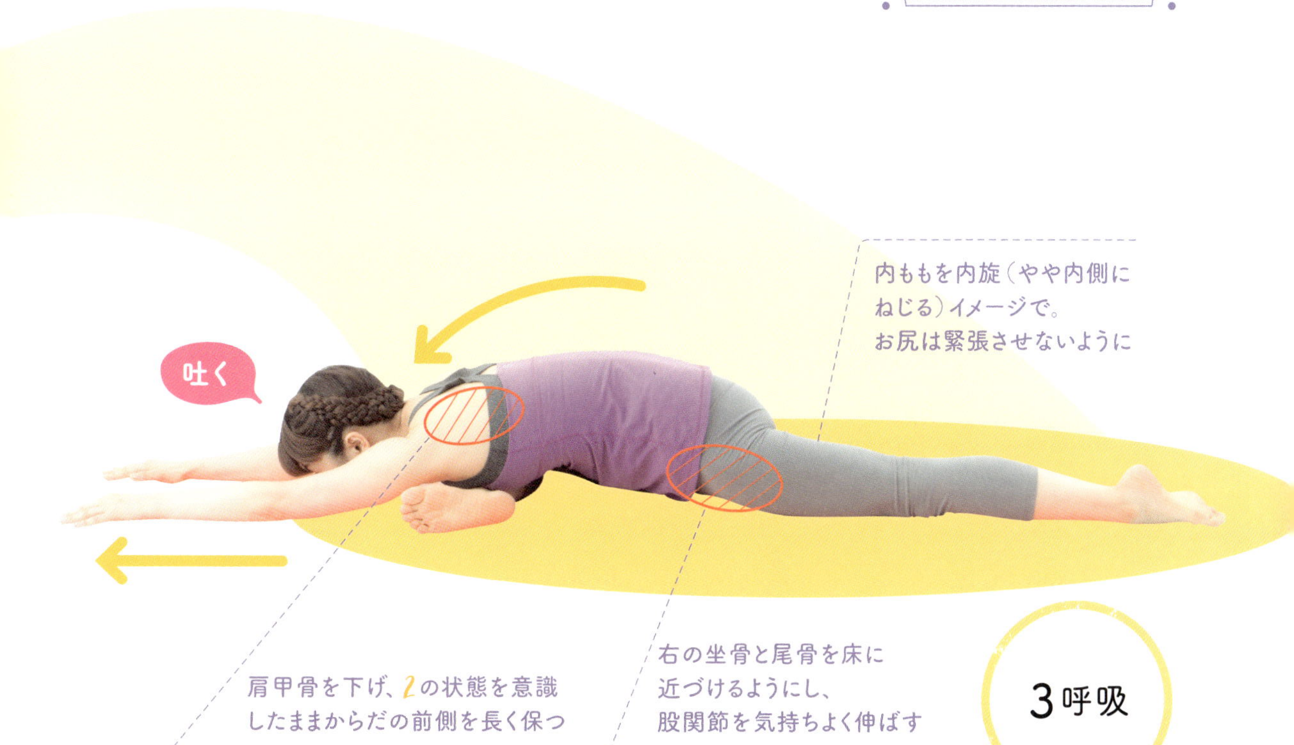

吐く
内ももを内旋（やや内側にねじる）イメージで。
お尻は緊張させないように
肩甲骨を下げ、2の状態を意識したままからだの前側を長く保つ
右の坐骨と尾骨を床に近づけるようにし、股関節を気持ちよく伸ばす
3呼吸

腰まわりの血行を促進し、冷えやむくみ、婦人科系の不調を緩和

3 足に顔をつけるポーズのバリエーション

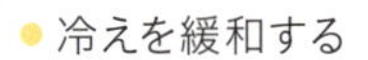

主な効果

- 冷えを緩和する
- 呼吸を深め、代謝を促進する
- ウエストを引き締める
- 股関節の柔軟性を高める
- 婦人科系の不調を緩和する
- 内臓機能と免疫力を高める
- 気持ちを落ちつける

かかとと坐骨で床を押し、ひざは軽く引き上げる。とくに足首と太もものつけ根に負荷がかかるのを意識して床に近づけて

1 開脚して座り、左ひざを曲げる

ゆったり呼吸しながら、開脚して座り、左ひざは曲げてかかとを恥骨に近づける。右足の親指のつけ根を押し出すようにして、つま先は天井に向ける。

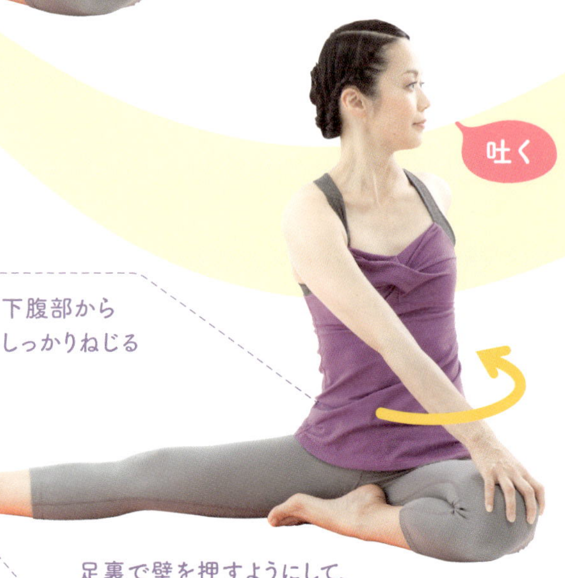

下腹部からしっかりねじる

2 息を吐きながら、上体を左にねじる

息を吐きながら下腹部から上体を左にねじり、右手は左ひざに、左手はお尻の後ろについて上体を引き上げる。

足裏で壁を押すようにして、つま先は天井を向けて

「足に顔をつけるポーズ」に心地よいねじりを加えたバリエーションポーズで、片足の側屈です。骨盤を安定させ、深い呼吸をくり返しながら上体を真横に倒すことで、骨盤周辺の柔軟性が高まります。腰まわりの血行が促進されるため、冷えやむくみ、婦人科系の不調の緩和といった効果が期待できます。内臓機能と免疫力を高めるポーズとしても有効なので、体調を崩しやすい時期に予防として行うのもよいでしょう。

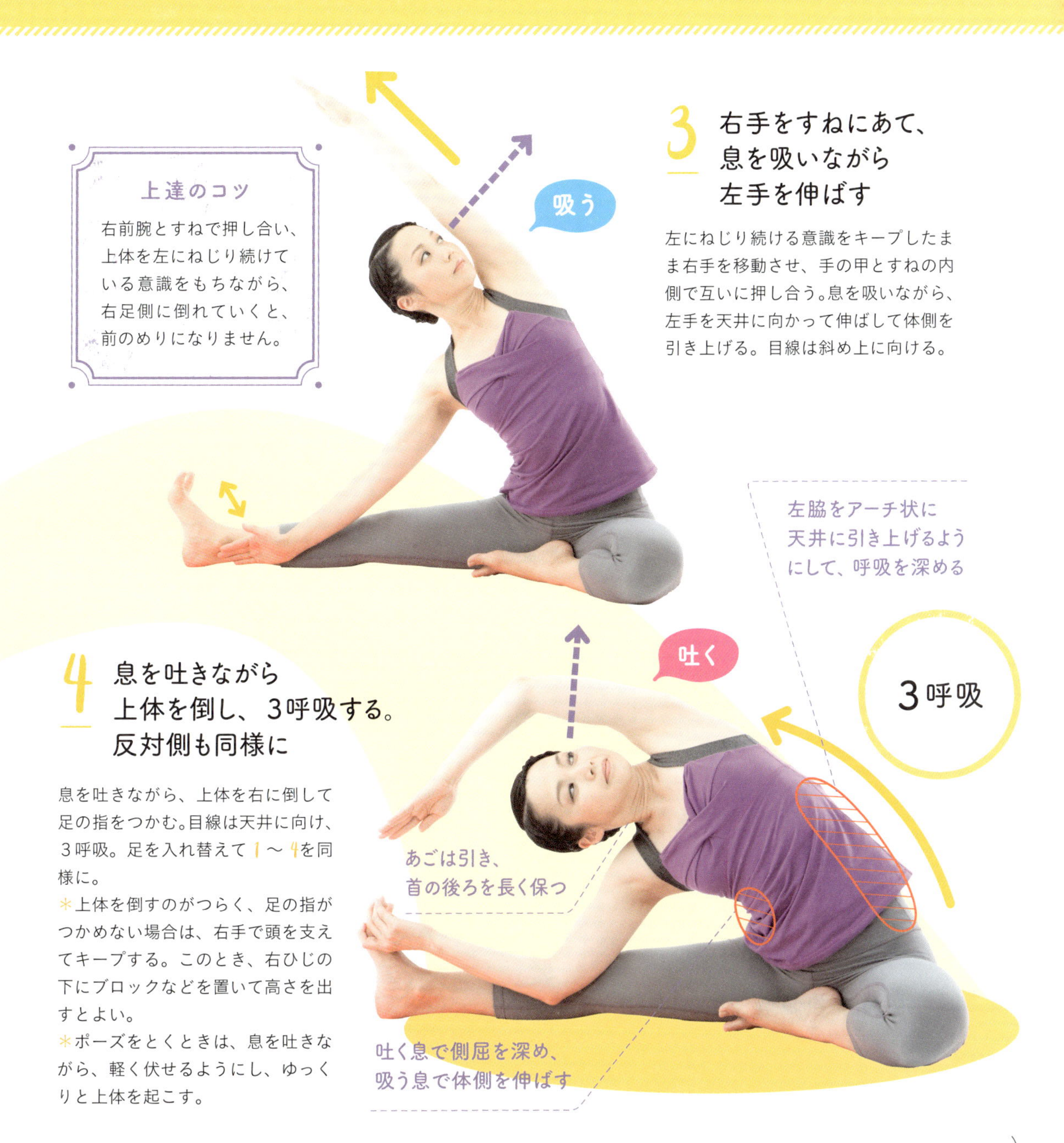
吸う
左脇をアーチ状に
天井に引き上げるよう
にして、呼吸を深める
吐く
3呼吸
あごは引き、
首の後ろを長く保つ
吐く息で側屈を深め、
吸う息で体側を伸ばす

上達のコツ

右前腕とすねで押し合い、上体を左にねじり続けている意識をもちながら、右足側に倒れていくと、前のめりになりません。

3 右手をすねにあて、息を吸いながら左手を伸ばす

左にねじり続ける意識をキープしたまま右手を移動させ、手の甲とすねの内側で互いに押し合う。息を吸いながら、左手を天井に向かって伸ばして体側を引き上げる。目線は斜め上に向ける。

4 息を吐きながら上体を倒し、3呼吸する。反対側も同様に

息を吐きながら、上体を右に倒して足の指をつかむ。目線は天井に向け、3呼吸。足を入れ替えて 1 ～ 4 を同様に。

＊上体を倒すのがつらく、足の指がつかめない場合は、右手で頭を支えてキープする。このとき、右ひじの下にブロックなどを置いて高さを出すとよい。

＊ポーズをとくときは、息を吐きながら、軽く伏せるようにし、ゆっくりと上体を起こす。

腹部組織を刺激して、消化機能を促進する

4 マリーチの前屈

主な効果

- お腹を引き締める
- 肩甲骨の柔軟性を高め、肩こりを緩和する
- 内臓の働きを整える
- 婦人科系の不調を緩和する
- 気持ちを落ちつける

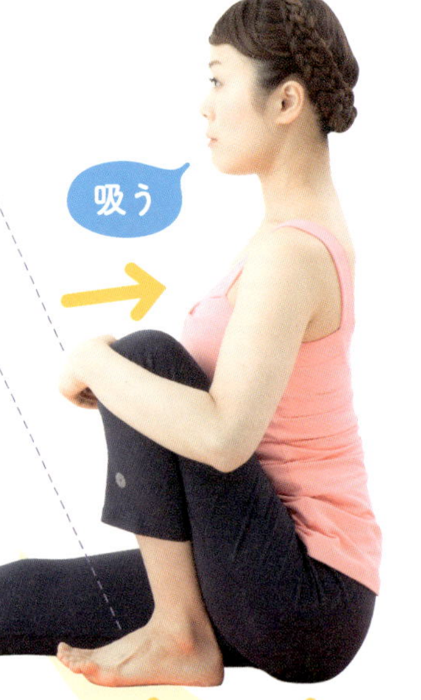

左足は左の坐骨に近づけるように胸に引き寄せ、背筋を伸ばす

右ももと左足の間はこぶし1つ分くらい開けて腰幅にする

右のかかとをつき出し、両坐骨と左の足裏で床を押す

1 左ひざを立てて座り、ひざを抱え、ひと息吸う

両足をそろえて床に座り、両手をお尻の後ろに指を開いてつく。左ひざを立てて左手で抱える。右の足裏で壁を押すイメージで右の坐骨を安定させ、左の足裏で立つようなイメージで背筋を伸ばす。ひと息吸う。

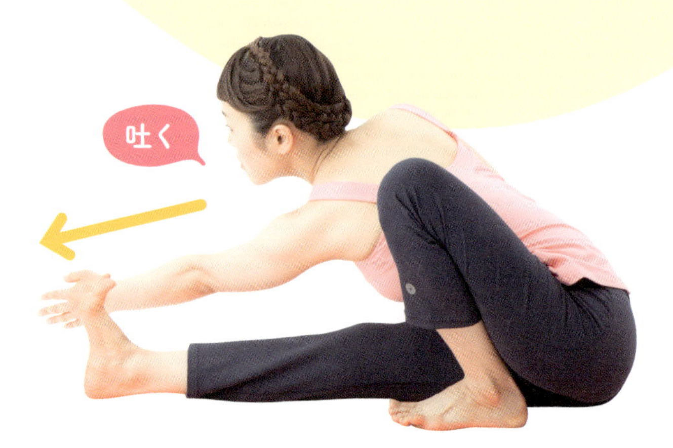

2 息を吐きながら、左腕を斜め前方に伸ばす

右手で床を押してからだを支え、息を吐きながら左腕を左ひざの内側から右斜め前方に伸ばして左の体側を伸ばす。

太陽神一族の賢者、「マリーチ」をたたえるポーズのひとつです。マリーチは、インドで信仰されるヒンドゥー教の賢人で、仏教においては、「摩利支天」の名で知られています。

片ひざを立ててお腹を引き締めながら行うことで、胃腸などの腹部組織を刺激し消化機能を促進する、内臓の働きを整える効果が得られます。また、足に腕を巻きつけることで、肩甲骨の柔軟性が高まり、肩こりの緩和効果も。

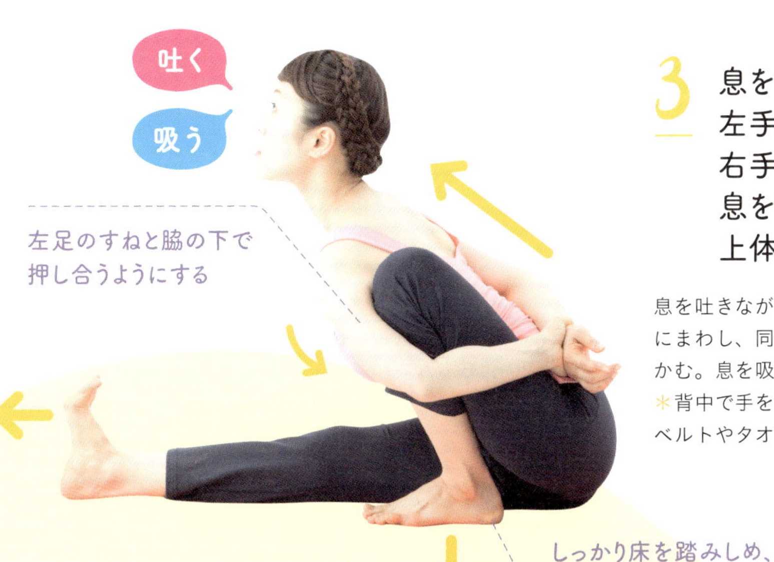

吐く
吸う
左足のすねと脇の下で押し合うようにする
しっかり床を踏みしめ、からだの前面を引き上げる

3 息を吐きながら、左手を背中にまわして右手首をつかむ。息を吸いながら上体を引き上げる

息を吐きながら、左手を左足の外側から背中にまわし、同じく背中にまわした右手首をつかむ。息を吸いながら上体を引き上げる。
＊背中で手を組むのが難しい場合は、背中にベルトやタオルをまわし、両端をもって行う。

4 息を吐きながら、上体を前に倒して3呼吸する。反対側も同様に

息を吐きながら上体を前に倒し、あごを右すねに近づける。目線は正面に向けて３呼吸。足を入れ替えて1〜4を同様に。

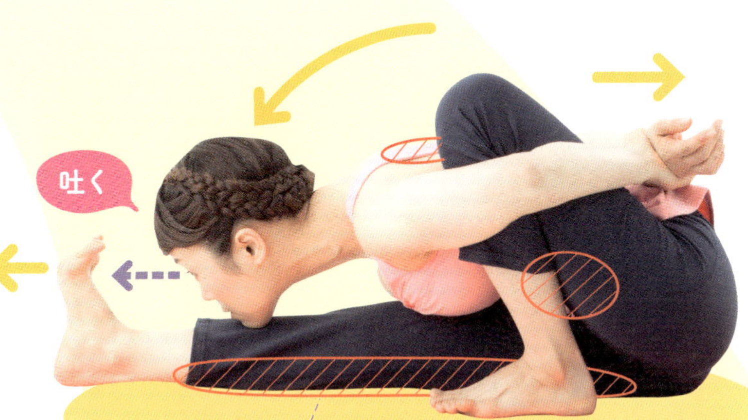

吐く
両足で立つかのように、右足裏では壁を押すイメージをもち、左足裏では床を押す
3呼吸

上達のコツ

左の体側を右足に近づけるように前屈を深めます。腕で足を締めつけ、組んだ手を後方に伸ばすようにして上体を引き上げるイメージをもって。

体幹の筋力を鍛え、内臓の位置を正常化する

5 弓のポーズ

主な効果

- 内臓下垂を防ぎ、内臓機能を活性化させる
- お尻を引き締める
- 姿勢を整える
- 気持ちをすっきりさせる
- 不眠を緩和する

1 うつ伏せになり、ひざを曲げる。息を吐きながら片足ずつ上げる動作を、2～3回ずつ行う

うつ伏せになり、てのひらを胸の横につく。ひざを90度に曲げ、息を吐きながら太もものつけ根から足を天井に向かって片方ずつ引き上げる。左右2～3回ずつ行う。

上達のコツ

腰を痛めるのを防ぐため、ひざが開かないように、内ももを内旋（内側に回転）させながら天井に近づけるイメージで引き上げましょう。

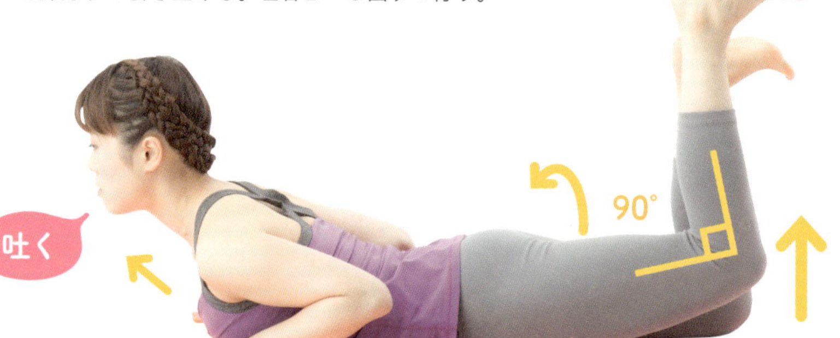

内もも側から引き上げていくように

てのひらは手前に引くようにして、からだの前面を引き上げる

両太ももを内もも側から引き上げるイメージを保ったまま、足首をつかむ

2 自然に呼吸しながら、手で足首をつかむ。あごを床につけ、ひと息吐く

自然に呼吸しながら、内もも側から引き上げるイメージを保ったまま両ひざを曲げ、手で足首をつかむ。あごは床につけ、ひと息吐く。

吐く

お尻は緊張させない

弓の弦を模していることが語源のポーズで、腕と足を使って全身を反らせます。太ももの前面をしっかり伸ばすことで、背中やお尻、太ももの裏を引き締めるほか、姿勢を整えるなどの効果が期待できます。また、イライラした気分が解消されるため、気持ちをすっきりさせたり、不眠症状を緩和させるといった心理面への効果も。

3 息を吸いながら上体、ひざを引き上げて2～3呼吸する

息を吸いながら、てのひらとすねを互いに押し合うようにしながら上体、足を引き上げる。太もものつけ根から引き上げる意識で姿勢をキープし、目線は斜め上に向ける。この姿勢で２～３呼吸。

上達のコツ

首を長く保つことを意識すると、呼吸しやすくなります。あごやのどの緊張をゆるめる意識をもち、首の後ろは縮めないように。

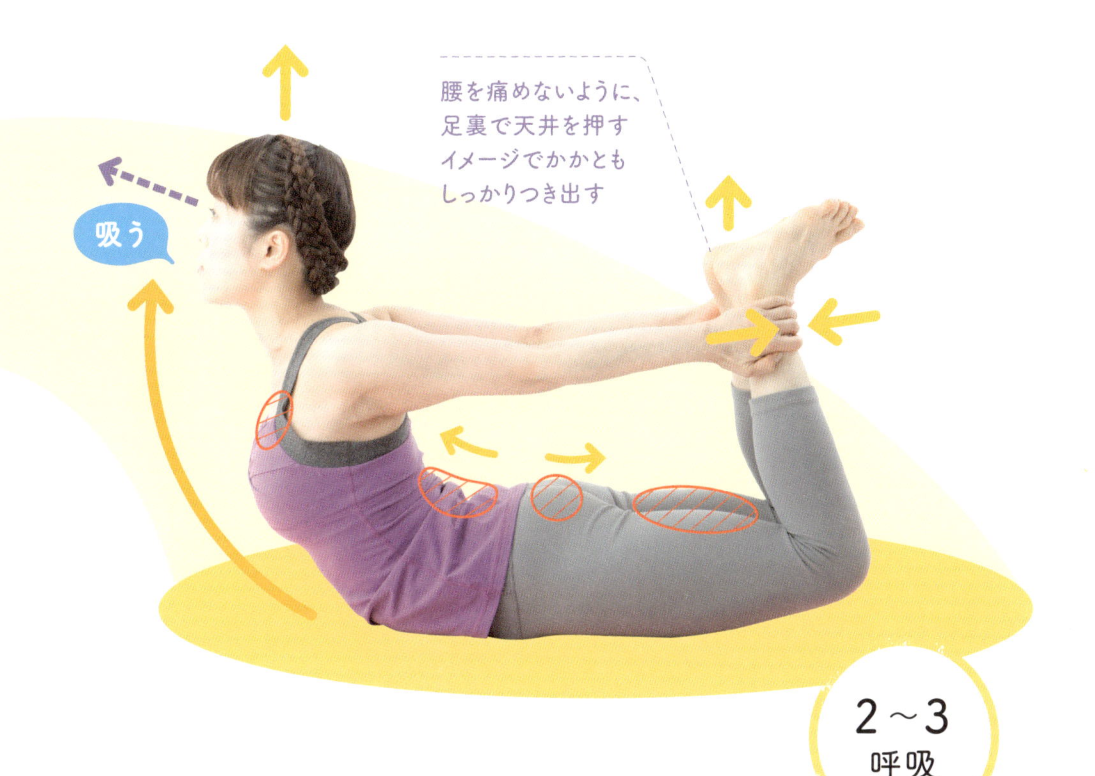
腰を痛めないように、
足裏で天井を押す
イメージでかかとも
しっかりつき出す
吸う
2～3
呼吸

腹筋の押し出す力をきたえて、お通じをよくする

6 赤ちゃんのポーズ

主な効果

- 便秘を緩和する
- お腹とお尻を引き締める
- 骨盤の歪みを整える
- 気持ちをすっきりさせる

1 仰向けでひざを抱え、3呼吸する

仰向けになり、息を吸いながらひざを抱え、吐きながらひざをからだに引き寄せる。この姿勢で3呼吸。

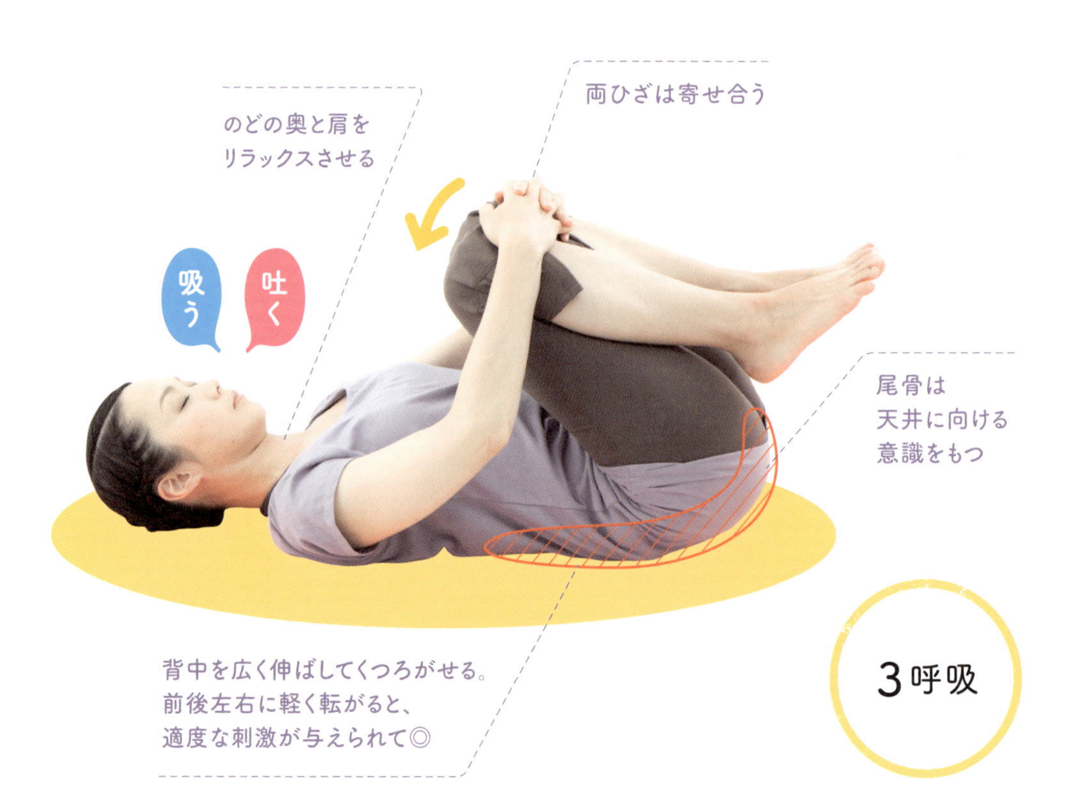

のどの奥と肩をリラックスさせる
両ひざは寄せ合う
吸う
吐く
尾骨は天井に向ける意識をもつ
背中を広く伸ばしてくつろがせる。前後左右に軽く転がると、適度な刺激が与えられて◎

3呼吸

お母さんのお腹の中にいる赤ちゃんのように、ひざを抱えてくつろぐポーズです。「ガス抜きのポーズ」とよばれることも。腰まわりの筋肉がしっかり伸びるので、腰を反るポーズのあとなどにぴったり。便秘の緩和や、お腹、お尻の引き締めにも効果が期待できます。腰が悪い人や腰に違和感がある人は〔これもOK！〕のように、ひざをやや開いてポーズをとると、腰への負担が軽減されます。

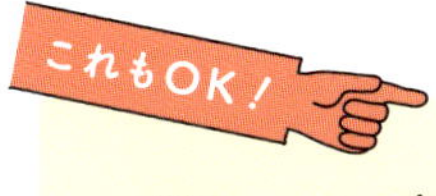

腰への負担を軽減し、リラックス効果を高める

ひざをやや開き、手でひざを抱える

ひざをやや開き、それぞれの手でひざを持ちます。腰への負担が軽減されるため、リラックス効果がアップ。腰の違和感を解消する効果も期待できます。

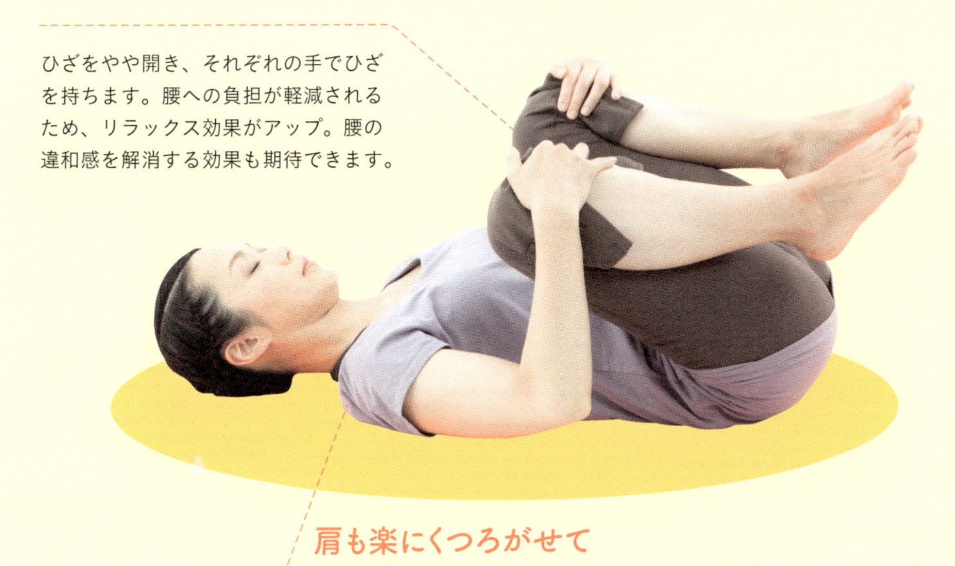

肩も楽にくつろがせて

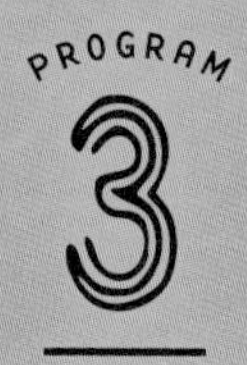

気になるボディラインを美しく引き締める

からだを引き締める プログラム

からだの代謝機能を上げるために効果的な、体幹の深層筋を使ったポーズでむだな脂肪を燃焼させるプログラムです。筋肉の衰えや加齢のため、何もしないでいると自然と基礎代謝は落ちてしまいます。「腰かけねじりのポーズ」や「三角のポーズⅣ」などで脂肪のつきやすいウエストまわりを刺激し、からだを大きく動かすことで全身を引き締めて、美しいボディラインを目指しましょう。ポーズをとるのに慣れてきたら、1の「腰かけねじり」から3の「ハイランジ」まで同じからだの向きで連続して行うと、より効果が高まります。

＊3の「ハイランジ」のみ、右足前から行っています。
連続して行うときは、「三角のポーズⅣ」からのつながりで、左足前を先に行いましょう。

このプログラムのメリット

- 下半身のラインが引き締まる
- 腹筋と背筋のバランスが整う
- たるみがちな二の腕が引き締まる
- 代謝機能が向上する

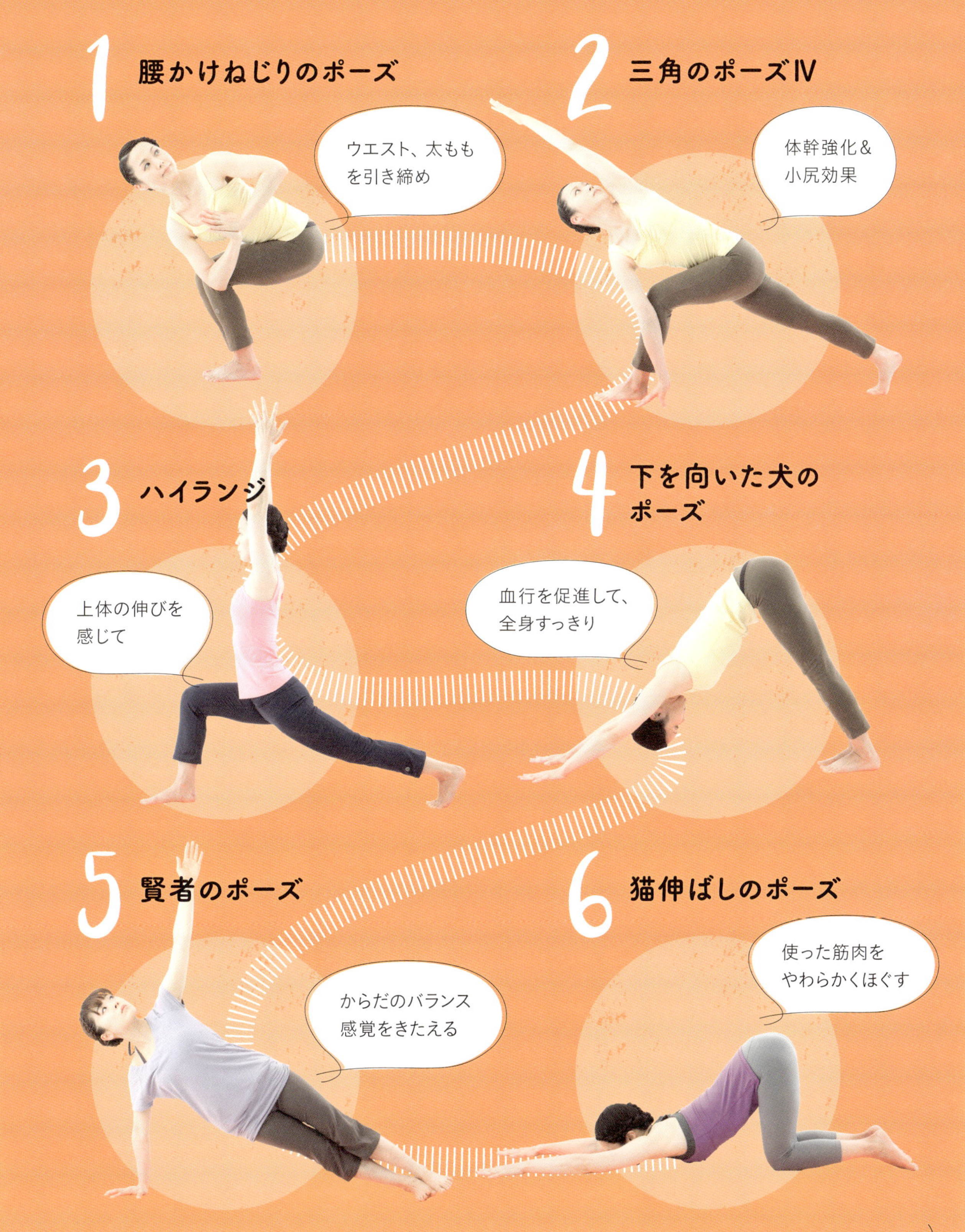
1 腰かけねじりのポーズ
ウエスト、太ももを引き締め
2 三角のポーズⅣ
体幹強化&小尻効果
3 ハイランジ
上体の伸びを感じて
4 下を向いた犬のポーズ
血行を促進して、全身すっきり
5 賢者のポーズ
からだのバランス感覚をきたえる
6 猫伸ばしのポーズ
使った筋肉をやわらかくほぐす

ウエストと太ももを引き締める

1 腰かけねじりのポーズ

主な効果
- 太ももを引き締める
- お尻を引き締める
- ウエストを引き締める
- 内臓の働きを高める
- 気持ちをすっきりさせる

吸う
吐く

両腕を伸ばして
体側を引き上げる

1 息を吸いながら腕を前に伸ばす。息を吐きながら、ひざを曲げて腰を落とし、腕を上に

足をそろえて立ち、息を吸いながら腕を前方に伸ばす。息を吐きながらひざを90度に曲げて腰を落とし、両腕を天井に向かって伸ばす。

椅子に腰かけるように
腰を落とす

90°

右脇の下を引き上げ、
体側を長く保つ

左手を
左太ももに
添える

吐く
吸う

2 息を吐きながら、上半身を左にねじる。息を吸い、背筋を伸ばす

自然に呼吸しながら左手を左太ももに添え、吐く息で上半身を左にねじる。右ひじを左ひざの外側にかけて、ひじとひざで押し合うようにして息を吸い、背筋を伸ばす。

右ひざが前に出すぎないように
内ももを引き締め、右ひじを
左ひざの外側にかける

両足裏に
均等に体重を
のせる

椅子に腰かけるイメージで腰を落とし、上半身をねじるポーズです。太ももとお腹を引き締め、ウエストやヒップのシェイプアップに効果的です。お腹と足が鍛えられることで、内臓の働きを高めるといった効果もあります。ポーズを終えたあとは気分が爽快になります。下腹部を意識して引き締め、バランスをとりましょう。

3 息を吐きながら、手を合わせてねじりを深める

息を吐きながら、胸の前で手を合わせてねじりを深める。目線は斜め上に向け、3呼吸。反対側も1～3を同様に。

上達のコツ

ねじったとき、下腹部を引き締めることで下半身がふらつかずに安定してねじりを深めることができます。

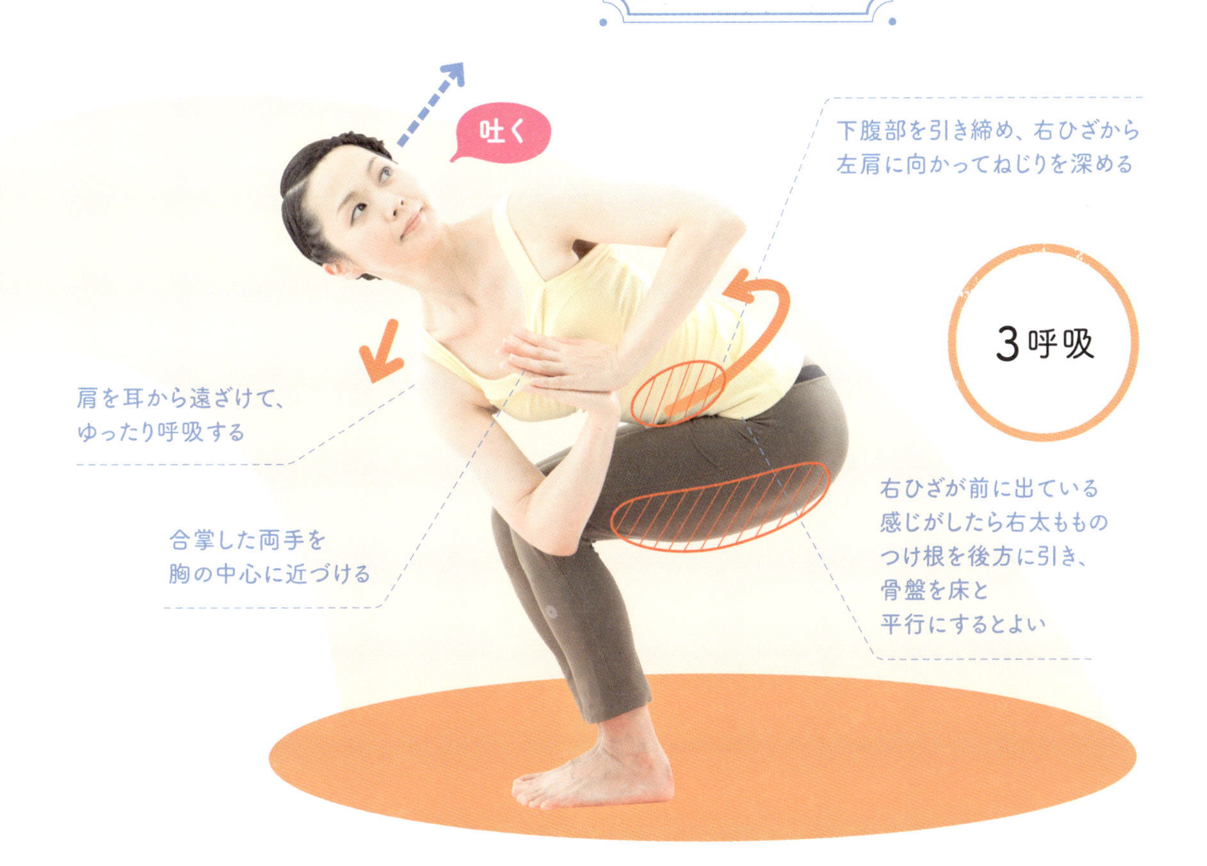
吐く
下腹部を引き締め、右ひざから左肩に向かってねじりを深める
3呼吸
肩を耳から遠ざけて、ゆったり呼吸する
合掌した両手を胸の中心に近づける
右ひざが前に出ている感じがしたら右太もものつけ根を後方に引き、骨盤を床と平行にするとよい

2 三角のポーズⅣ

主な効果
- お尻を引き締める
- 全身の疲労を緩和する
- 便秘を緩和する
- 内臓の不調を緩和する
- 気持ちを前向きにする

吸う
吐く

前後に伸び、からだの軸を意識する

足裏で壁を押すイメージで、かかとと親指のつけ根を後方につき出す

90°

1 息を吸いながら右足を後ろに引いて腰を落とす。両手を左足の両脇について息を吐く

真っすぐ立ち、息を吸いながら、右足を大きく後ろに引いて腰を落とし、左ひざは90度に曲げ、両手の指先を左足の両脇について、息を吐く。

吸う

下腹部に力を入れ、引き締めると、下半身がより安定する

からだの軸を意識したまま、左太もものつけ根を後方に引き、左足裏に体重をのせる

2 息を吸いながら、右ひじを左ひざの外側にあて上体を引き上げる

左手を左足のつけ根に置き、体側が縮まないよう後方に引く。息を吸いながら右ひじを左ひざの外側にあて、ひじとひざで押し合いながら上体をひねるようにして引き上げる。
＊下半身が安定しない場合は、右足のひざから甲にかけてを床について行う。

足裏全体で床を押す

ひじとひざで押し合って上体をひねるようにして引き上げ、背筋を伸ばす

立位のポーズ「三角のポーズ」のバリエーションのひとつ。初心者でも無理なく行えるポーズです。全身をくまなく伸ばし、大きな直角三角形をつくるイメージで行いましょう。柔軟性、平衡感覚、筋力をバランスよく使うことで、全身に充足感を得られます。

腹部に大きくねじりを加えて内臓を刺激するため、内臓の働きが活発になり、消化促進や便秘を緩和する効果も期待できます。

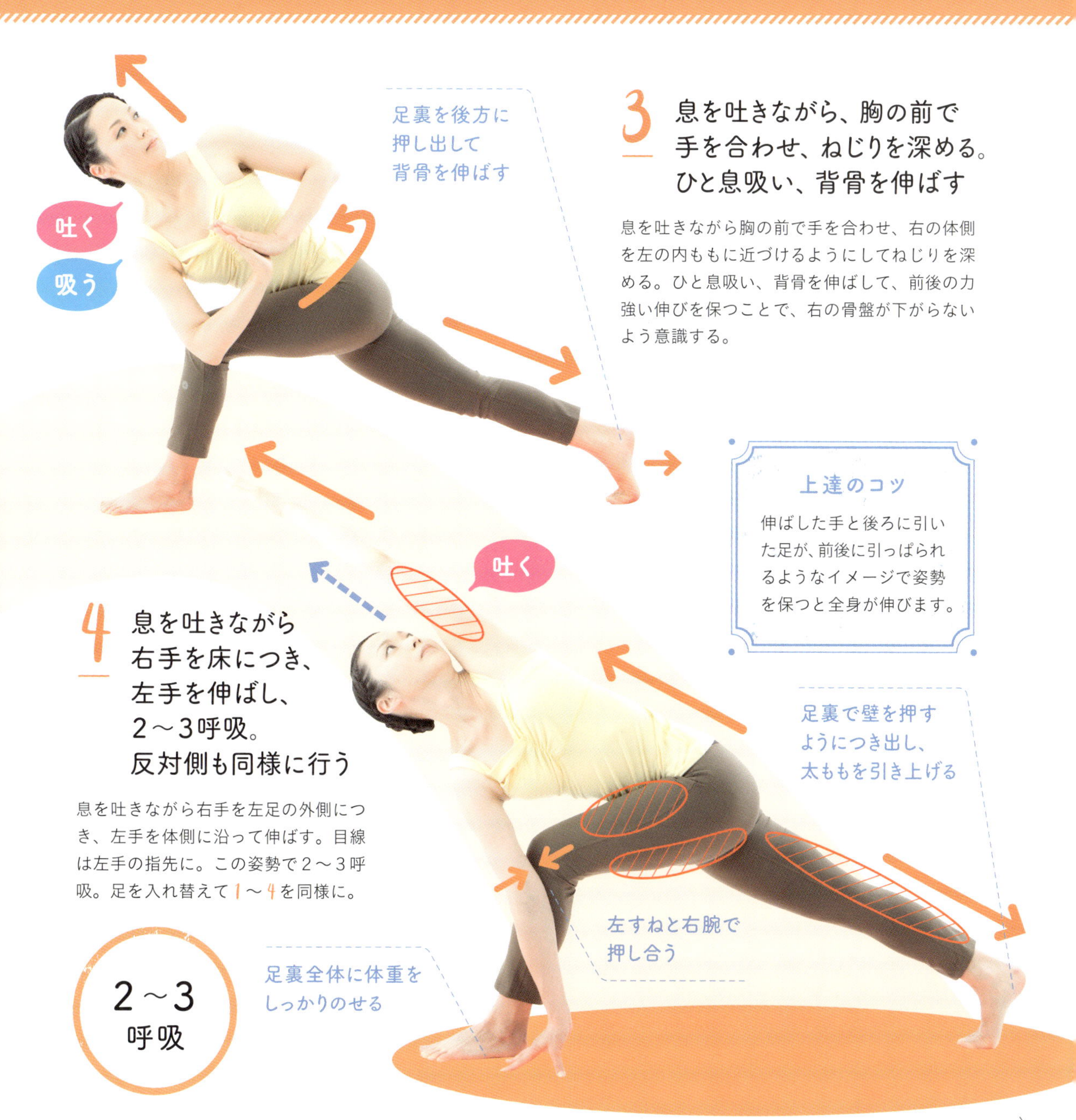

足裏を後方に
押し出して
背骨を伸ばす
吐く
吸う
吐く
足裏で壁を押す
ようにつき出し、
太ももを引き上げる
左すねと右腕で
押し合う
足裏全体に体重を
しっかりのせる

3 息を吐きながら、胸の前で手を合わせ、ねじりを深める。ひと息吸い、背骨を伸ばす

息を吐きながら胸の前で手を合わせ、右の体側を左の内ももに近づけるようにしてねじりを深める。ひと息吸い、背骨を伸ばして、前後の力強い伸びを保つことで、右の骨盤が下がらないよう意識する。

上達のコツ

伸ばした手と後ろに引いた足が、前後に引っぱられるようなイメージで姿勢を保つと全身が伸びます。

4 息を吐きながら右手を床につき、左手を伸ばし、2～3呼吸。反対側も同様に行う

息を吐きながら右手を左足の外側につき、左手を体側に沿って伸ばす。目線は左手の指先に。この姿勢で2～3呼吸。足を入れ替えて1～4を同様に。

2～3
呼吸

腹筋を心地よくストレッチし、爽快感を得る

3 ハイランジ

主な効果

- 太ももを引き締める
- 骨盤の歪みを整える
- 婦人科系の不調を緩和する
- 股関節の柔軟性を高める

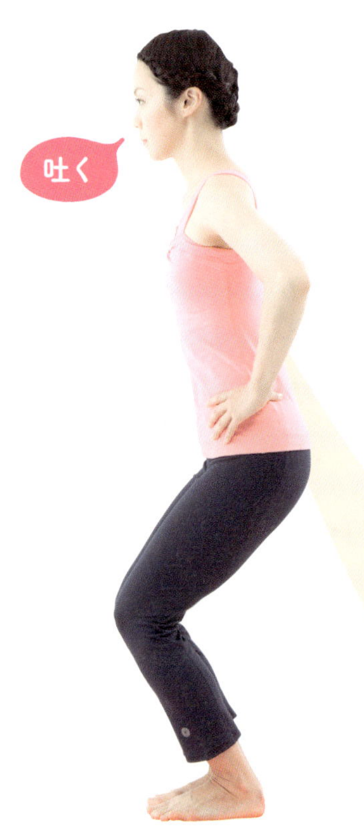

1 息を吐きながら、ひざを軽く曲げる

両足をそろえて立ち、息を吐きながら腰に手をあてひざを軽く曲げる。

吸う

引いた足側に骨盤が傾かないよう、意識して正面に向ける

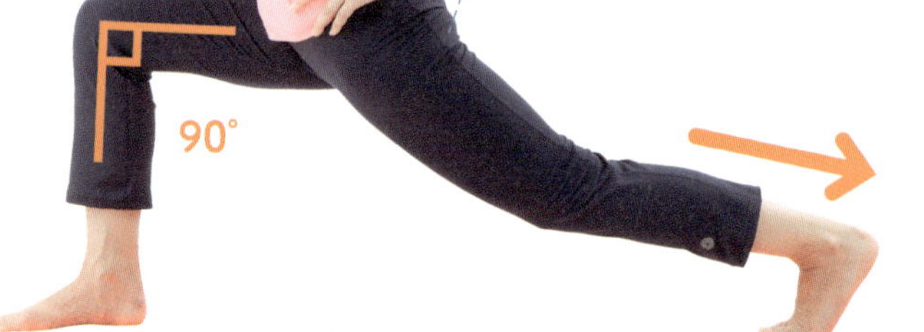

2 息を吸いながら、左足を後ろに引き、腰を落とす

息を吸いながら、左足を大きく後ろに引いて腰を落とす。右のひざは90度に曲げ、両内ももを引き締めて両足のつけ根に均等に体重をのせる。

両腕を天井に向かって伸ばし、上体を引き上げるポーズです。ウエイトトレーニングの基本種目「ランジ」の姿勢から、てのひらを床に下ろし、上体を倒したポーズ「ローランジ」（下の3のポーズが「ローランジ」とよばれます）から移行して行われます。

下半身を安定させて全身を伸ばすことで、骨盤の歪みが解消して足腰が強化されます。

＊同じ向きで「ハイランジ」まで連続して行うときは、「三角のポーズⅣ」の左足前のまま、写真とは逆の足から先に行いましょう。

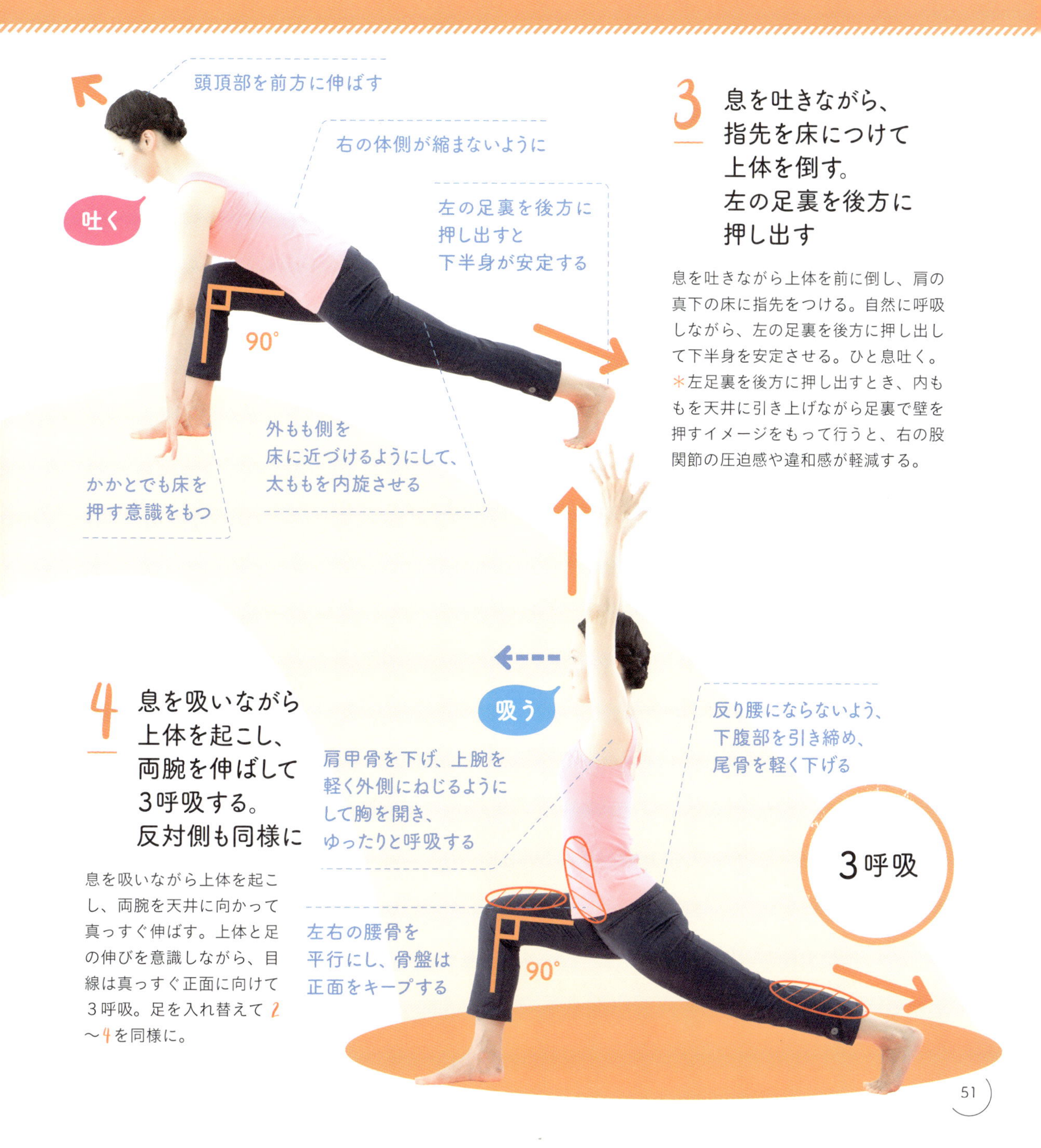

頭頂部を前方に伸ばす
右の体側が縮まないように
左の足裏を後方に押し出すと下半身が安定する
吐く
90°
外もも側を床に近づけるようにして、太ももを内旋させる
かかとでも床を押す意識をもつ
吸う
反り腰にならないよう、下腹部を引き締め、尾骨を軽く下げる
肩甲骨を下げ、上腕を軽く外側にねじるようにして胸を開き、ゆったりと呼吸する
3呼吸
左右の腰骨を平行にし、骨盤は正面をキープする
90°

3 息を吐きながら、指先を床につけて上体を倒す。左の足裏を後方に押し出す

息を吐きながら上体を前に倒し、肩の真下の床に指先をつける。自然に呼吸しながら、左の足裏を後方に押し出して下半身を安定させる。ひと息吐く。

＊左足裏を後方に押し出すとき、内ももを天井に引き上げながら足裏で壁を押すイメージをもって行うと、右の股関節の圧迫感や違和感が軽減する。

4 息を吸いながら上体を起こし、両腕を伸ばして3呼吸する。反対側も同様に

息を吸いながら上体を起こし、両腕を天井に向かって真っすぐ伸ばす。上体と足の伸びを意識しながら、目線は真っすぐ正面に向けて3呼吸。足を入れ替えて2～4を同様に。

体幹を強化し、全身の血行を促進する

4 下を向いた犬のポーズ

主な効果

- 体幹を強化する
- 姿勢を整える
- 肩こりを緩和する
- 全身の血行を促進する
- 気持ちをすっきりさせる

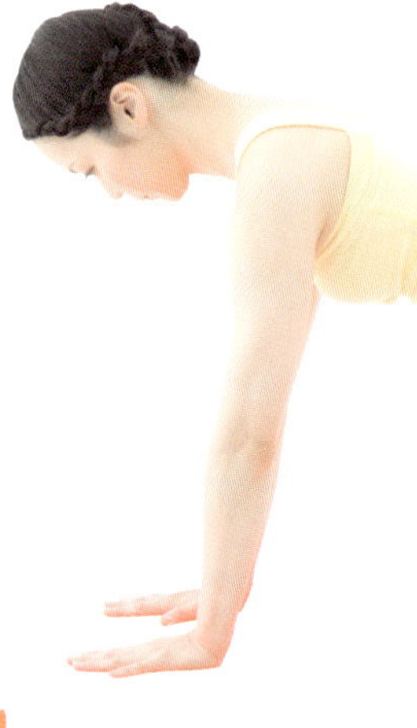
つま先も腰幅に開く
10cm

1 四つんばいになる。

ゆったり呼吸をしながら、肩の真下に手を、股関節の真下から約10cm後ろにひざをつく。

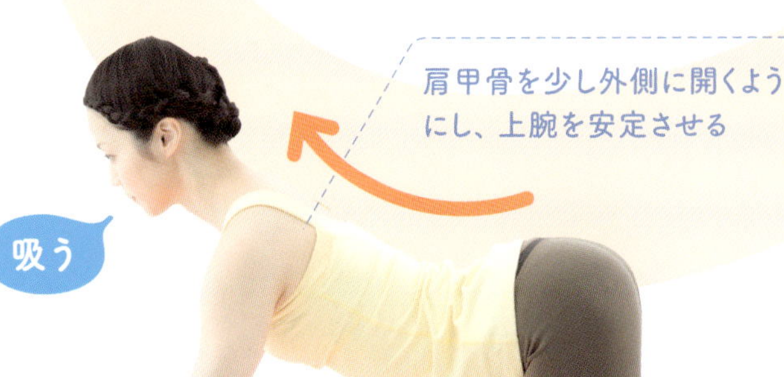
肩甲骨を少し外側に開くようにし、上腕を安定させる
吸う
腰に負担がかからないよう、下腹部を引き締めながらそけい部を後方に引く
親指のつけ根を後方に押し出すようにする

2 息を吸いながら、つま先を立て、腰を反らせる

猫のポーズ（p.22）で反るように、息を吸いながらつま先を立て、下腹部を引き締めながら、胸を開いて腰を反らせる。胸を開いた感覚を保ったまま、3へ移行する。

犬が伸びをしている姿をイメージしたポーズで、「ダウンドッグ」とよばれることも多いです。
てのひらと足裏に均等に体重をのせて、腕、肩、背中、腰など全身を伸ばすことができるため、からだの芯からリラックスすることができます。腕、肩まわりがほぐれ、頭が下になる逆転系のポーズの効果も得られるため、全身の血行が促進されるといった効果も。

3 息を吐きながら両手・両足で床を押し、お尻を引き上げる。3呼吸する

自然に呼吸しながら、2で反らした腰をキープしたまま、上半身を平行移動するようにそけい部を後方に引いてから、四肢で体重を支えてひざを少し浮かせる。次に、息を吐きながら両手で床を押すことで、そけい部を斜め上方向に引き上げていく。目線はつま先に向け、3呼吸。
＊背中が丸くなってしまう場合は、かかとを浮かせたり、ひざを曲げてもOK。

上達のコツ

2から3へ移行するとき、すぐにひざを持ち上げるのではなく、まず上半身を後方に平行移動させ、ウエストライン（おへその辺り）がひざの真上にきたら、両手と両つま先で均等に体重を支えるようにして慎重にひざを床から浮かせましょう。そこから両手でしっかり床を押して、そけい部を斜め上方向に引いていくと、下腹部が引き上がった快適な伸びが味わえます。

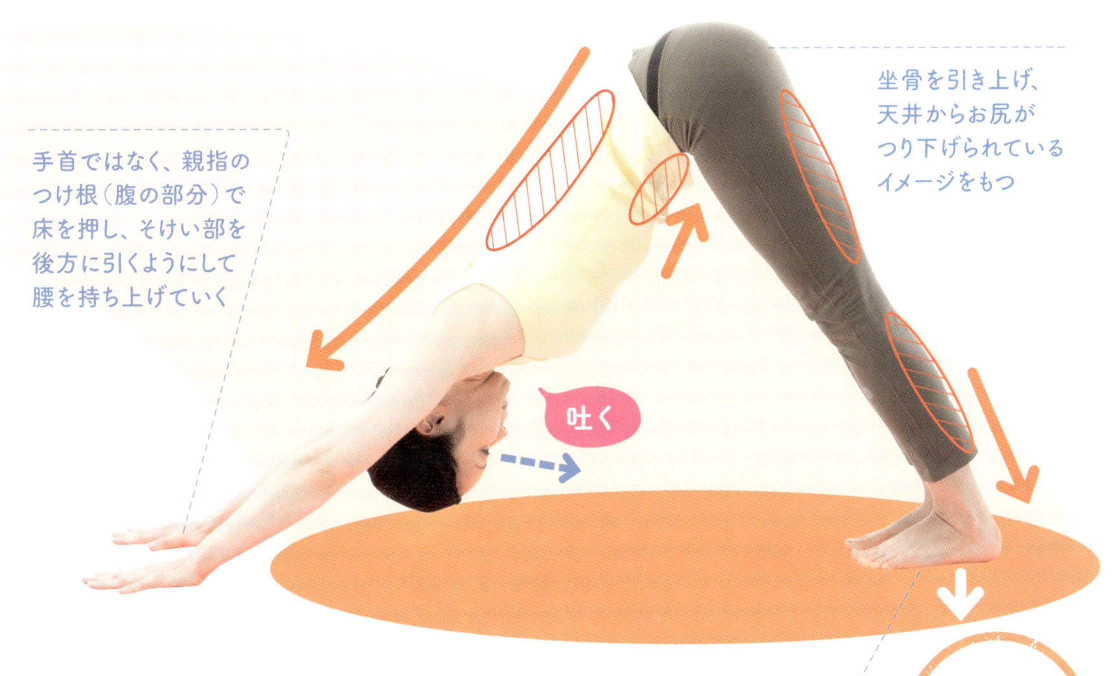

坐骨を引き上げ、天井からお尻がつり下げられているイメージをもつ
手首ではなく、親指のつけ根（腹の部分）で床を押し、そけい部を後方に引くようにして腰を持ち上げていく
吐く
2の親指のつけ根を押し出す感覚を保ったまま、ひざを軽く曲げ、かかとを床に近づけるようにして下腹部を引き上げる
3呼吸

中心から伸びる意識でバランス感覚を養い、
体幹と二の腕を引き締める

5 賢者のポーズ

主な効果
- 二の腕を引き締める
- ウエストを引き締める
- 太ももを引き締める
- 冷えを緩和する
- 集中力を高める

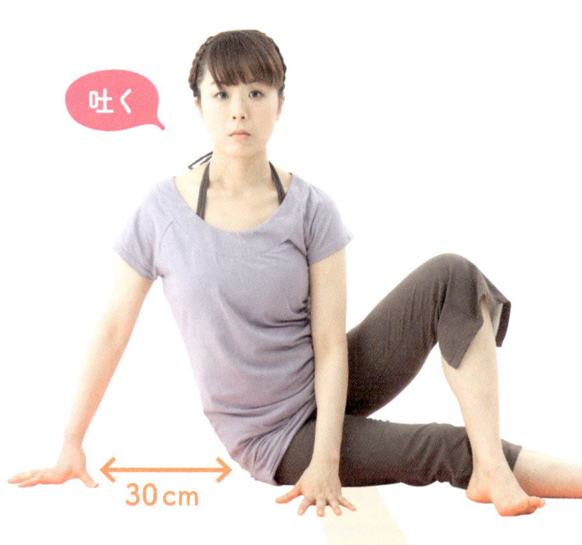

1 横座りになり、左ひざを右足の前に立て、ひと息吐く

両足を伸ばして横座りになり、右手は腰から真横に約30cmの位置に、左手は骨盤の前につく。左ひざは右足をまたいで立て、ひと息吐く。
＊肩が痛くなる場合は、ウォームアップで肩甲骨のストレッチ（p.17）の動作を行うことで、肩甲骨が下がり、肩への負担が軽減する。

吸う

左の足裏に
体重をのせて
踏み込む

2 息を吸いながら、右手と左足に体重をのせ、からだを引き上げる

息を吸いながら体重を右手と左足にのせ、からだを天井に向かって引き上げる。左手を腰に当て、手と腰を押し合うようにして右の内ももを引き締め、足の内側のラインを伸ばす。

手首に負担をかけないよう、
てのひら全体で床を
わしづかみするイメージで

賢者のポーズは、インドで信仰されているヒンドゥー教の、偉大な賢人といわれる「ヴァシツァ」にささげられたポーズとされています。ヴァシツァとはヒンドゥー教で、もっとも重視される叙事詩『マハーバーラタ』に登場する七賢人のひとりです。体幹の筋肉と腕でバランスをとるポーズなので、二の腕、肩まわり、ウエスト、太ももなどをバランスよく引き締めることができます。また、全身の血流が促進されて代謝が高まり、冷えの緩和、老廃物の排出といった効果も。

3 息を吐きながら左足を右足にのせる。息を吸いながら左手を伸ばし、3呼吸する

息を吐きながら左足を右足にのせてそろえ、からだを一直線にする。息を吸いながら左手を天井に向かって伸ばす。目線は天井に向け、3呼吸。反対側も1～3を同様に。

＊バランスがとれない場合は壁を利用する。壁に対して直角になるようにポーズをとり、足裏で壁を押しながら行う。

上達のコツ

下腹部（丹田）の中心部から全身が上下に伸びる意識をもって。からだの中心軸でバランスをとると、腕にかかる負担を減らせます。

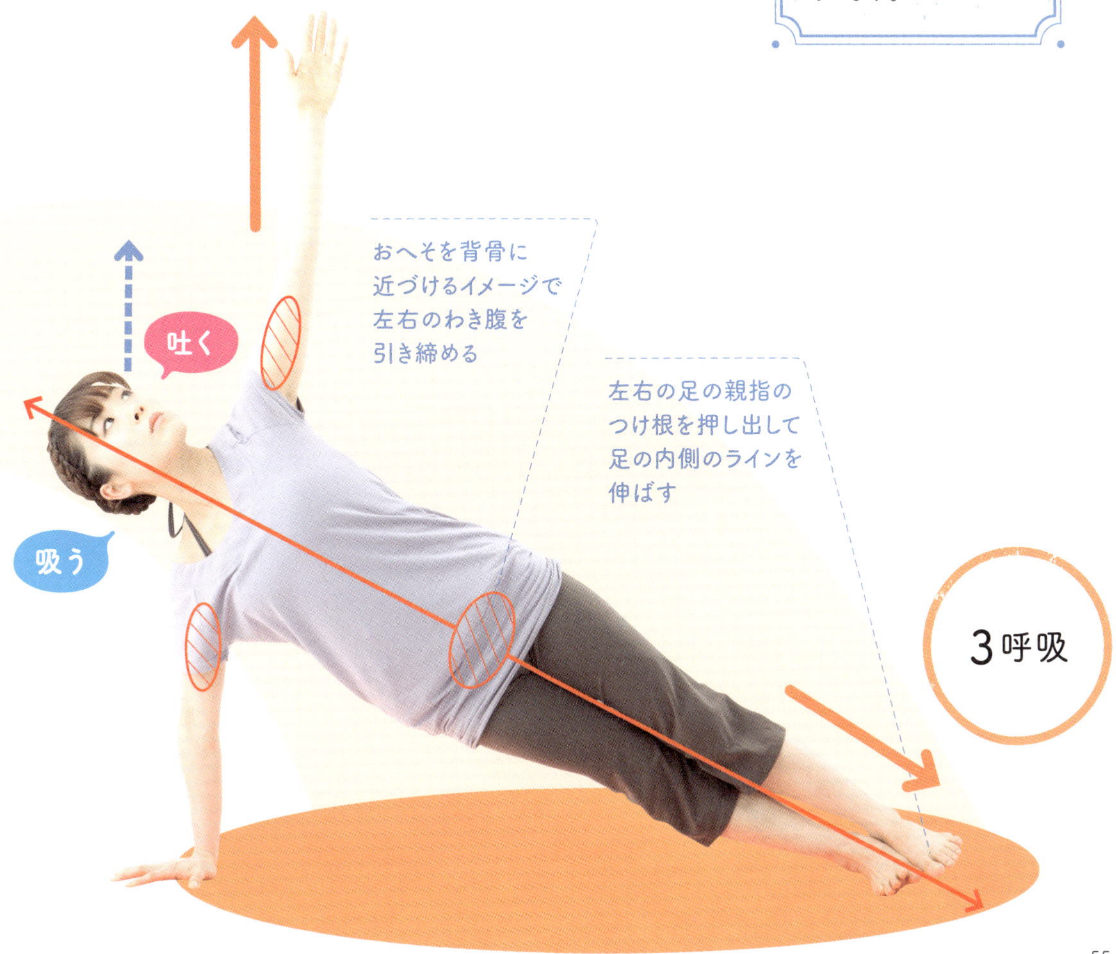
吐く
吸う
おへそを背骨に
近づけるイメージで
左右のわき腹を
引き締める
左右の足の親指の
つけ根を押し出して
足の内側のラインを
伸ばす
3呼吸

呼吸を深め、PROGRAM 3で使った筋肉をほぐす

6 猫伸ばしのポーズ

主な効果
- 内蔵の働きを高める
- 腰痛や肩こりを緩和する
- 気持ちを落ちつける
- 気持ちを前向きにする

1 四つんばいになり、ひと息吸う

肩の真下にひじを、股関節の真下にひざをついた四つんばいになり、息を吸う。

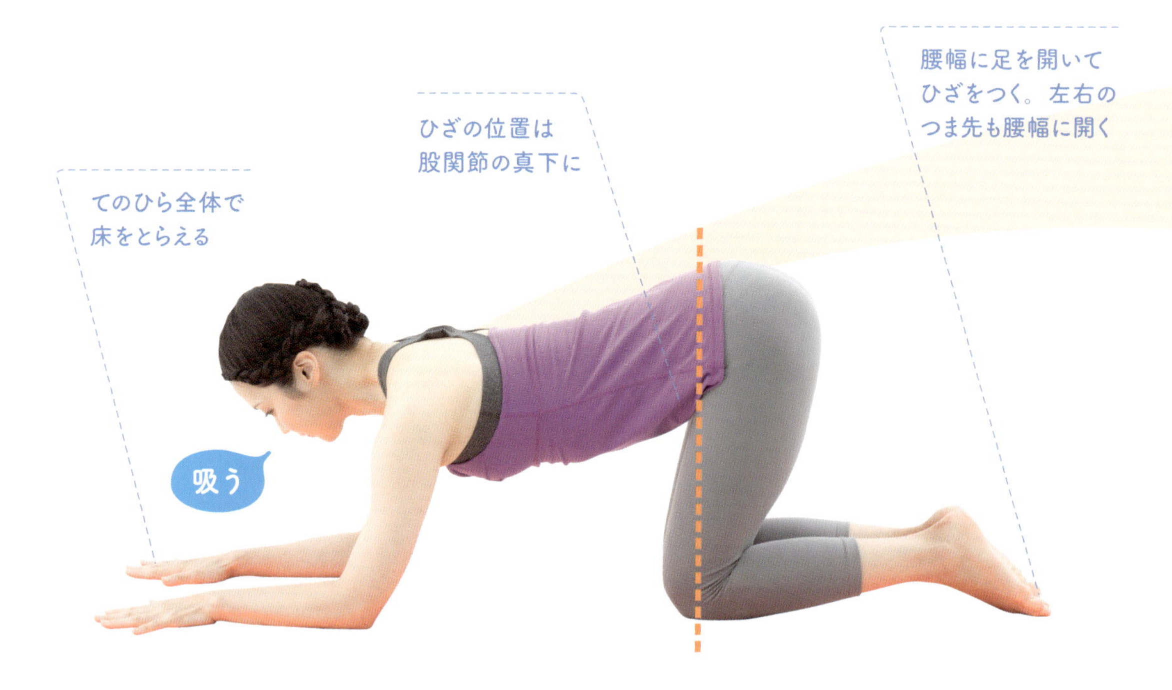
腰幅に足を開いて
ひざをつく。左右の
つま先も腰幅に開く
ひざの位置は
股関節の真下に
てのひら全体で
床をとらえる
吸う

両脇が気持ちよく伸びるポーズで、ストレッチ効果が非常に高いのが特徴。ヨガのプログラムにおいては、腕や肩に負荷がかかるポーズのあとに、休憩のポーズとして行われることも多いです。

背骨が伸びて血流がよくなるため、猫背や肩こりの緩和、胃腸の働きを高める効果が期待できます。また胸を開くことで、気持ちを前向きにする、不安感を解消するといった効果も。

2 息を吐きながら、腕を前に押し出し伸ばしきる。3呼吸する

息を吐きながら、腕を交互に前に押し出し伸ばしきる。背中を反らせ、あごを床につけて3呼吸。

＊あごを床につけるのが難しい場合は、額を床につけてもよい。

＊腰や肩を痛めないように、戻るときは下腹部を引き締めて手で床を押しつつ、ゆっくりとお尻をかかとに戻していく。

上達のコツ

上半身の力を抜き、重力に身をゆだねて脇と上腕の伸びを感じましょう。胸をゆるめて肺に新鮮な酸素がとり込まれるのを感じつつ、鼻でゆったり呼吸すると、より呼吸が深まり、リラックス効果が高まります。

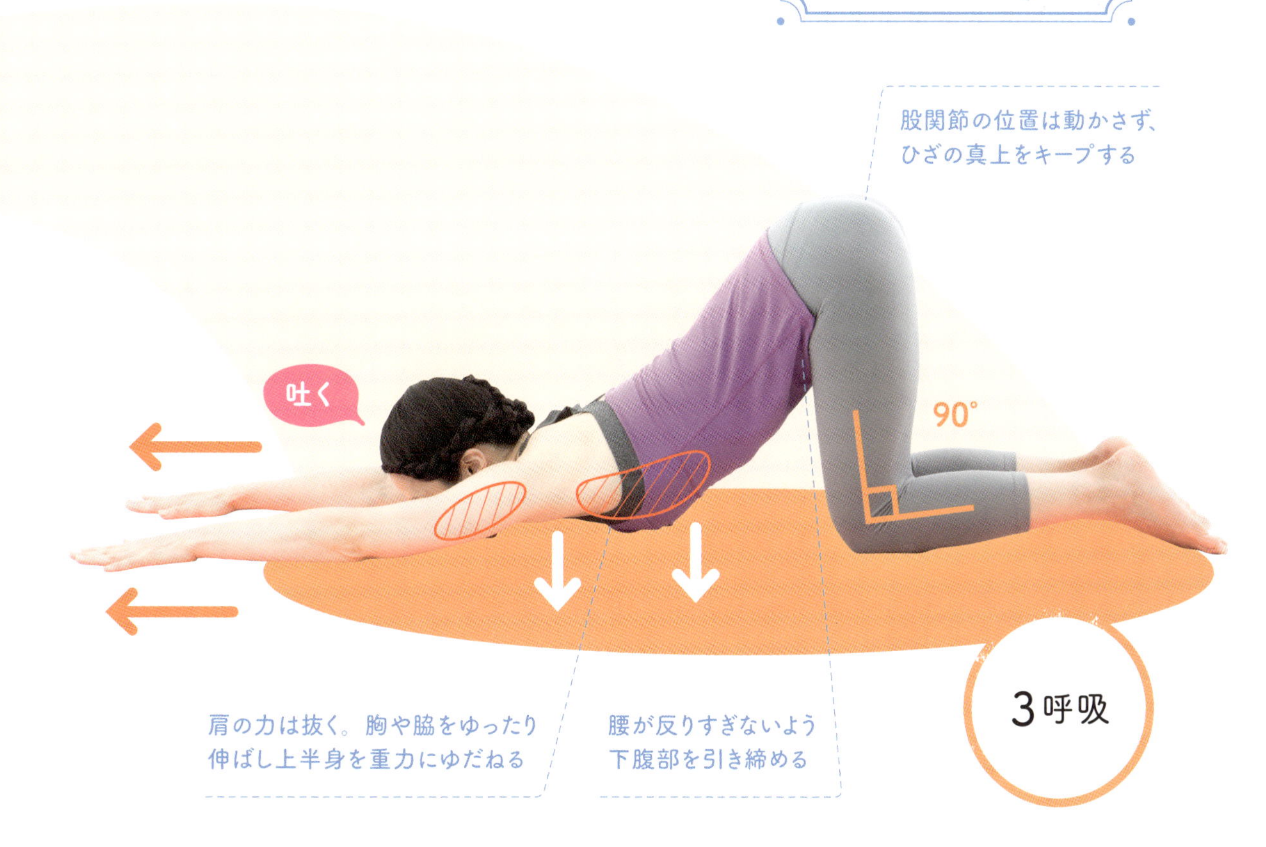

股関節の位置は動かさず、ひざの真上をキープする
吐く
90°
肩の力は抜く。胸や脇をゆったり伸ばし上半身を重力にゆだねる
腰が反りすぎないよう下腹部を引き締める
3呼吸

20 min.

PROGRAM

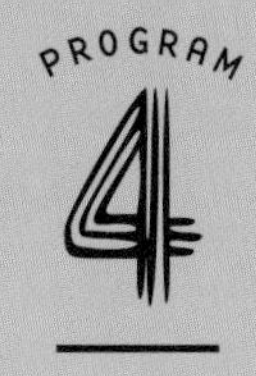

全身の骨格のバランスを美しく整える

骨盤の歪みをとるプログラム

美しい姿勢をとるには、骨盤の位置が正しく保たれていることが重要です。
左右でポーズの行いやすさにちがいがあるときは、からだが歪んでいる証拠。全身の骨格のかなめとなる骨盤を整えながら、「針の糸通しのポーズ」や「牛の顔のポーズ」などで、連動している肩甲骨周辺にも刺激を与え、効果的に骨盤の歪みを解消しましょう。
また、「仰向けの英雄座」などで体内の筋肉も活性化させ、下がりがちな内臓の位置を正常に戻すと、骨盤への負担もやわらぎます。

このプログラムのメリット

- からだの左右のバランスを改善
- 骨盤の位置を整える
- 連動する肩甲骨まわりの緊張がとれる
- 内臓が正しい位置に戻る

1 押し上げのポーズ

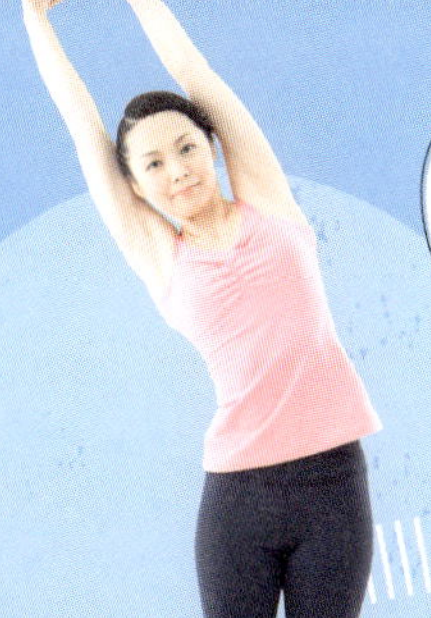

体側を伸ばして、
背骨や骨盤の
歪みをとる

2 立木のポーズ

骨盤周辺の
筋力を整える

3 針の糸通しのポーズ

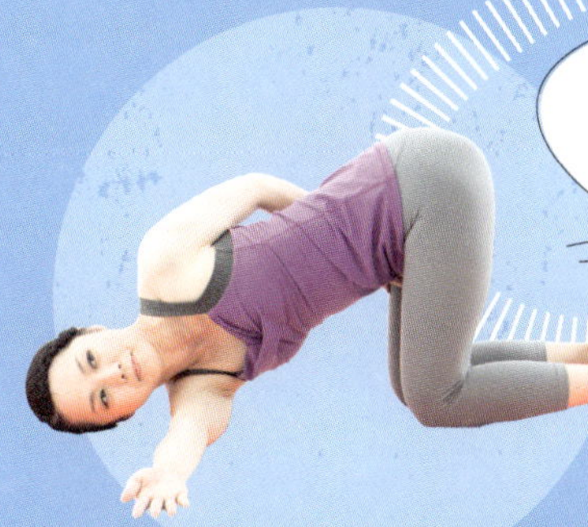

肩甲骨を大きく動かして、
柔軟性を高める

4 牛の顔のポーズ

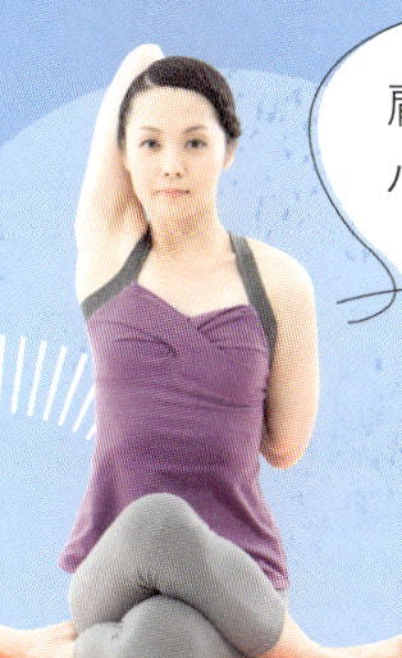

肩甲骨と骨盤の
バランスをとる

5 仰向けの英雄座

からだの前面を伸ばし、
内臓の位置を元に戻す

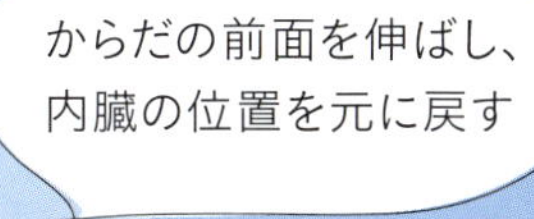

6 ハッピーベイビーのポーズ

腰まわりをリラックス
させつつ、股関節や
背骨をストレッチ

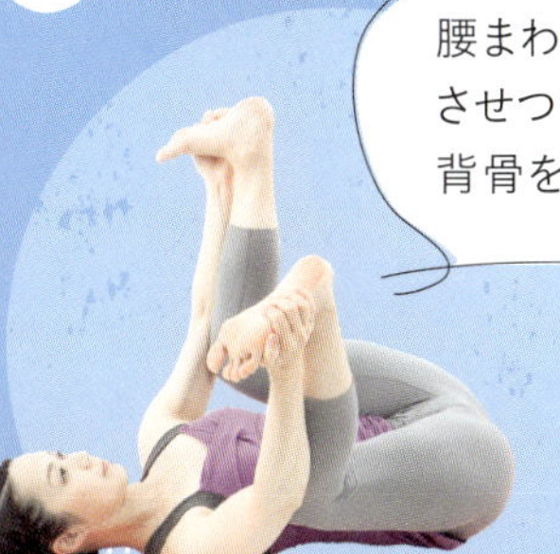

体側を伸ばし、からだの左右差や骨盤の位置を正常に導く

1 押し上げのポーズ

主な効果

- 背骨や骨盤の歪みを整える
- 肩こりの緩和
- 二の腕を引き締める
- 姿勢を整える
- 気持ちをすっきりさせる

1 真っすぐ立ち、胸の前で指を組む

足を軽く開いて立ち、胸の前で指を組む。内ももを軽く引き締め、体重が足の外側にかからないように意識する。

のどが緊張しない程度に、気持ちよく伸ばす

肩は耳から遠ざける意識をもつ

吸う

2 息を吸いながら、てのひらを返し、両腕を伸ばす

息を吸いながら、てのひらを返して天井に向かって腕を伸ばす。腕を引き上げながらも、手首どうしを左右に離すようにして胸を開く。

反り腰にならないように、下腹部を引き締める

太ももの間にブロックを挟んで行うと、両足裏に均等に体重をのせる感覚がつかみやすい

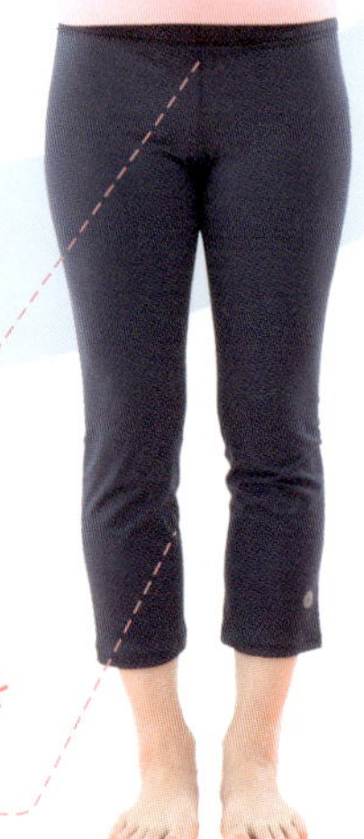

足の内側のラインを伸ばすイメージで

朝日が昇る様子をイメージし、指を組んで頭上に伸ばし、上体を倒すポーズ。ふだんの生活では伸ばすことのない体側を中心に、全身をくまなく伸ばすことができます。背骨や骨盤の歪みを改善し、姿勢を整える効果があります。ほかのプログラムの前に行うウォームアップとしても効果的です。

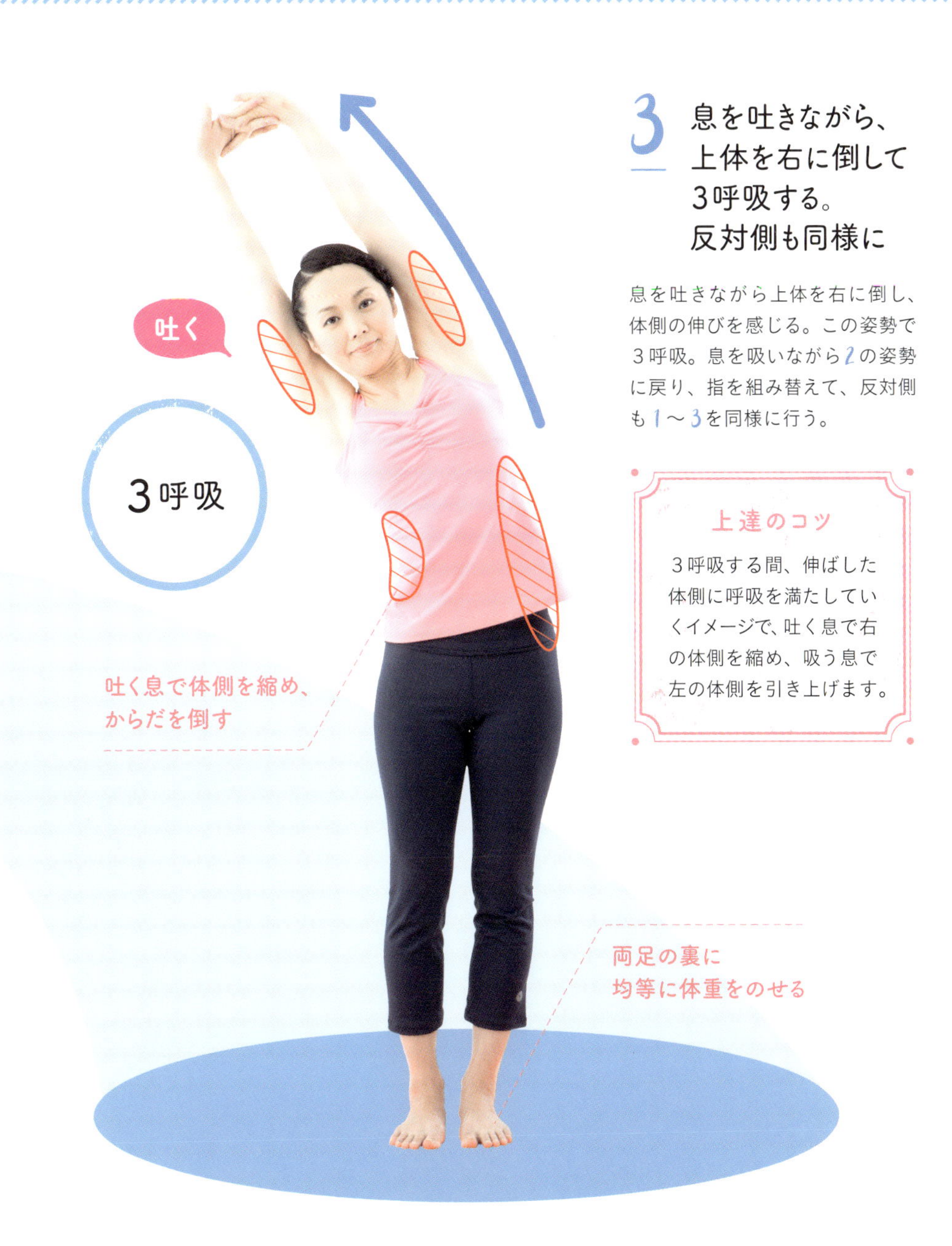
吐く
3呼吸
吐く息で体側を縮め、からだを倒す
両足の裏に均等に体重をのせる

3 息を吐きながら、上体を右に倒して3呼吸する。反対側も同様に

息を吐きながら上体を右に倒し、体側の伸びを感じる。この姿勢で3呼吸。息を吸いながら2の姿勢に戻り、指を組み替えて、反対側も1～3を同様に行う。

上達のコツ

3呼吸する間、伸ばした体側に呼吸を満たしていくイメージで、吐く息で右の体側を縮め、吸う息で左の体側を引き上げます。

バランス感覚を養い、姿勢を整える

2 立木のポーズ

主な効果

- 姿勢を整える
- 足のむくみを緩和する
- 骨盤周辺の筋力をきたえる
- 集中力を高める
- 気持ちを落ちつける

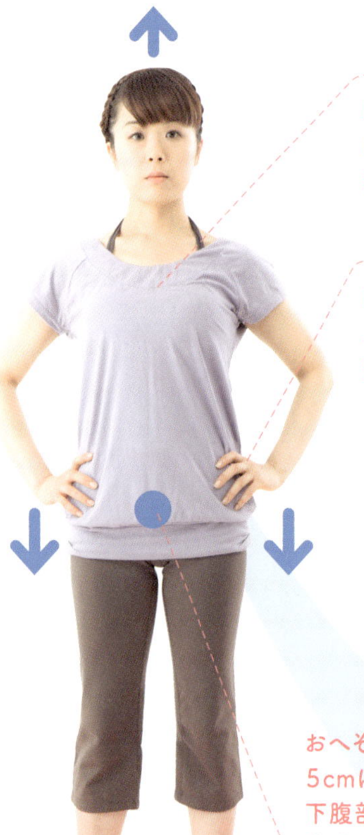

胸は木が枝葉を
広げるイメージで
楽に呼吸する

両手で骨盤を下げる
ようにして下半身を
安定させる

おへそから
5cmほど下の
下腹部（丹田）を
意識する

下腹部（丹田）に
重心のバランスを
おく

足裏と内ももを
互いに押し合う
ようにしてからだを
上下に伸ばす

1 真っすぐ立ち、腰に手を置く

足を腰幅に広げて、下腹部を中心に真っすぐ立つ。両足は木が根をはるイメージで足裏を床に根づかせ、腰に手を置く。背骨は木の幹のように伸ばし、胸から上は枝葉を広げるイメージで伸びやかに、下半身は骨盤を下げるようにして安定させる。

2 右足首をつかみ、足裏を左太ももにあてる

自然に呼吸しながら右手で右足首をつかみ、右の足裏を左太ももにあて、片足立ちになる。右のつま先は床に向ける。
＊バランスがとれない場合は、右のつま先を床につけ、かかとを左足首に添えるようにして立つ。

大地に根をはる木をイメージしてバランスをとるポーズです。骨盤周辺の筋肉を引き締め、からだの中心軸を感じながら行うことで、バランス感覚が養われ、姿勢を整える効果が得られます。完成ポーズの姿勢のときは、木が枝葉を広げるように両腕を左右に広げても。自分が心地よく感じる方法でバランスをとってみるのもおすすめです。

3 息を吐きながら合掌し、吸いながら腕を伸ばして3呼吸。反対側も同様に

息を吐きながら胸の前で手を合わせ、吸いながら天井に向かって伸ばす。肩を力ませず、のどや胸は楽に保ちながら3呼吸。足を入れ替えて、反対側も1～3を同様に行う。

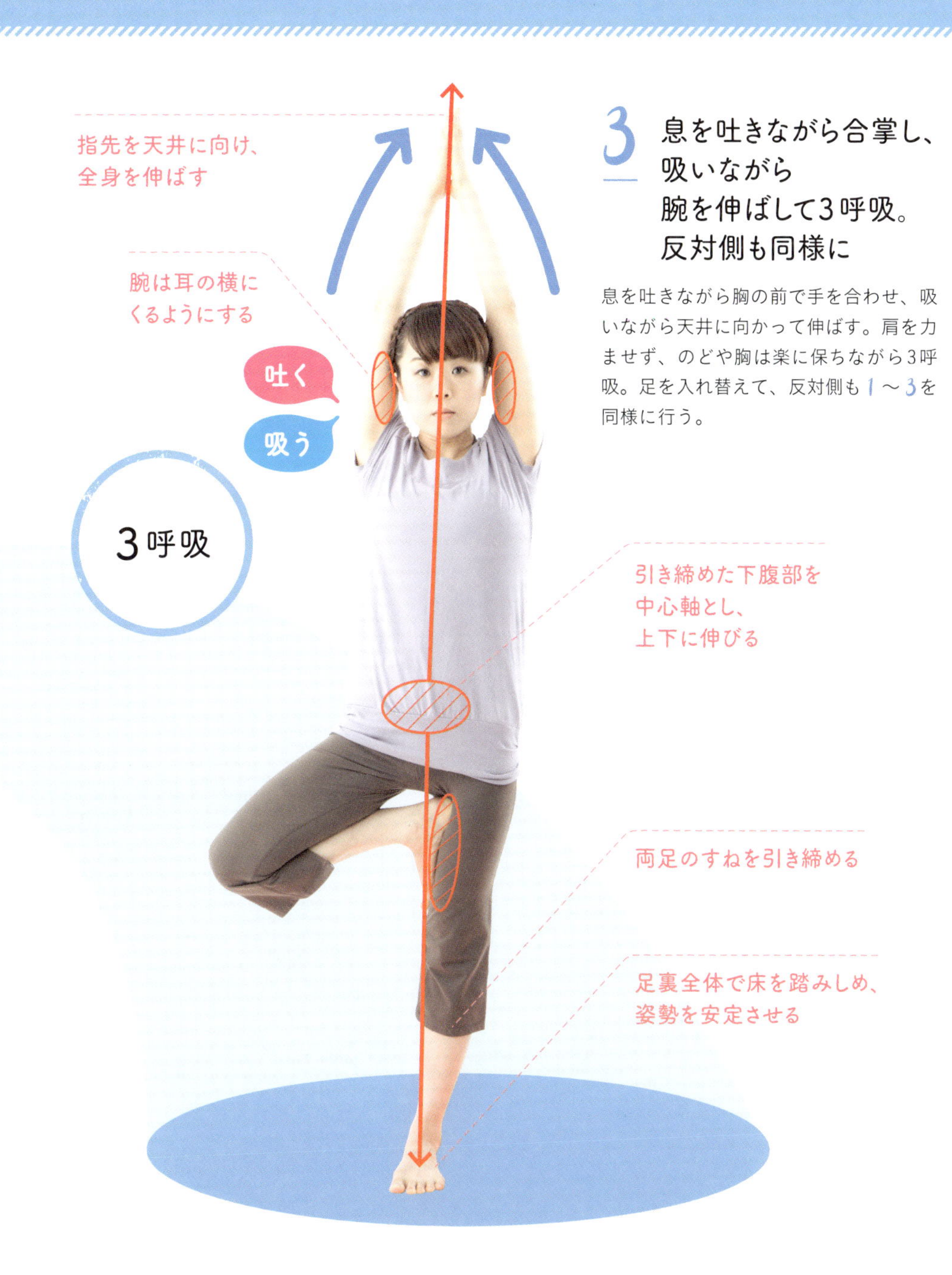

指先を天井に向け、
全身を伸ばす
腕は耳の横に
くるようにする
吐く
吸う
3呼吸
引き締めた下腹部を
中心軸とし、
上下に伸びる
両足のすねを引き締める
足裏全体で床を踏みしめ、
姿勢を安定させる

背骨をねじって、肩甲骨周辺の緊張をとる

3 針の糸通しのポーズ

主な効果

- 肩こりを緩和する
- 二の腕を引き締める
- 肩甲骨まわりをほぐし柔軟性を高める
- 気持ちをすっきりさせる

1 四つんばいになり、右手を天井に伸ばし、ひと息吸う

肩の真下に手を、股関節の真下にひざをつく。右手を天井に向けて伸ばし、胸を広げるようにして息を吸う。目線は指先に向ける。

吸う

つま先は腰幅に開く

90°

胸を広げるようにし、気持ちよく息を吸う

2 息を吐きながら、腕を下ろし肩を床につける。2呼吸する

息を吐きながら右腕を下ろし、左の脇を通して右肩を床につけ、左手で右手首をつかんで引っぱる。目線を指先に向け、背中側の右肩甲骨がほぐれていくことを意識しながら、2呼吸する。

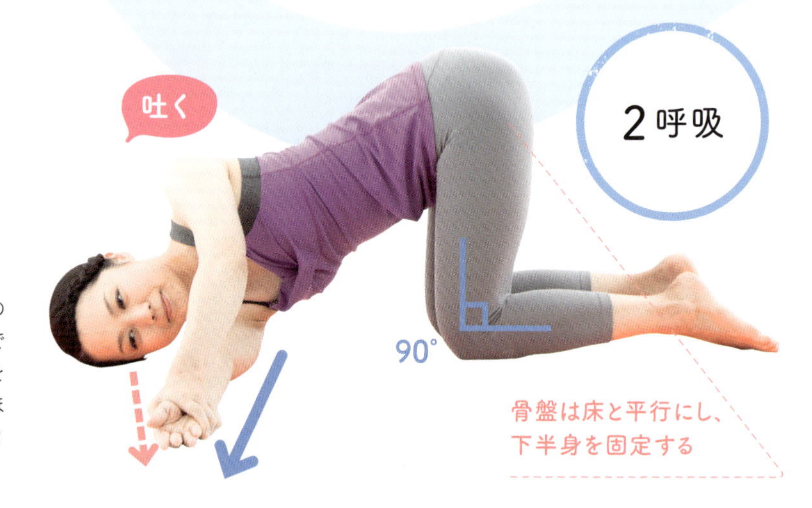

吐く
2呼吸
90°
骨盤は床と平行にし、下半身を固定する

腕を脇の下に通して伸ばす様子から、針の糸通しのポーズとよばれます。

肩甲骨のまわりを大きく動かすことで、肩甲骨の柔軟性を高めるとともに血流を改善させ、慢性的な肩こりの緩和が期待できます。また、二の腕を引き締めたり、気持ちをすっきりさせる効果もあります。

3 息を吐きながら左手を背中にまわし、2～3呼吸する。反対側も同様に

息を吐きながら左手を背中にまわして右太ももの内側をタッチし、胸を開いて2～3呼吸する。反対側も1～3を同様に行う。
＊手が内ももに届かない場合は、外もも、またはお尻をタッチする。右肩への負担が大きすぎるときは、2の状態を保つ。

上達のコツ

頭、肩だけでなく両ひざにも体重を分散させると、姿勢が安定し、背中側の右肩甲骨がほぐれていく感覚に集中できます。

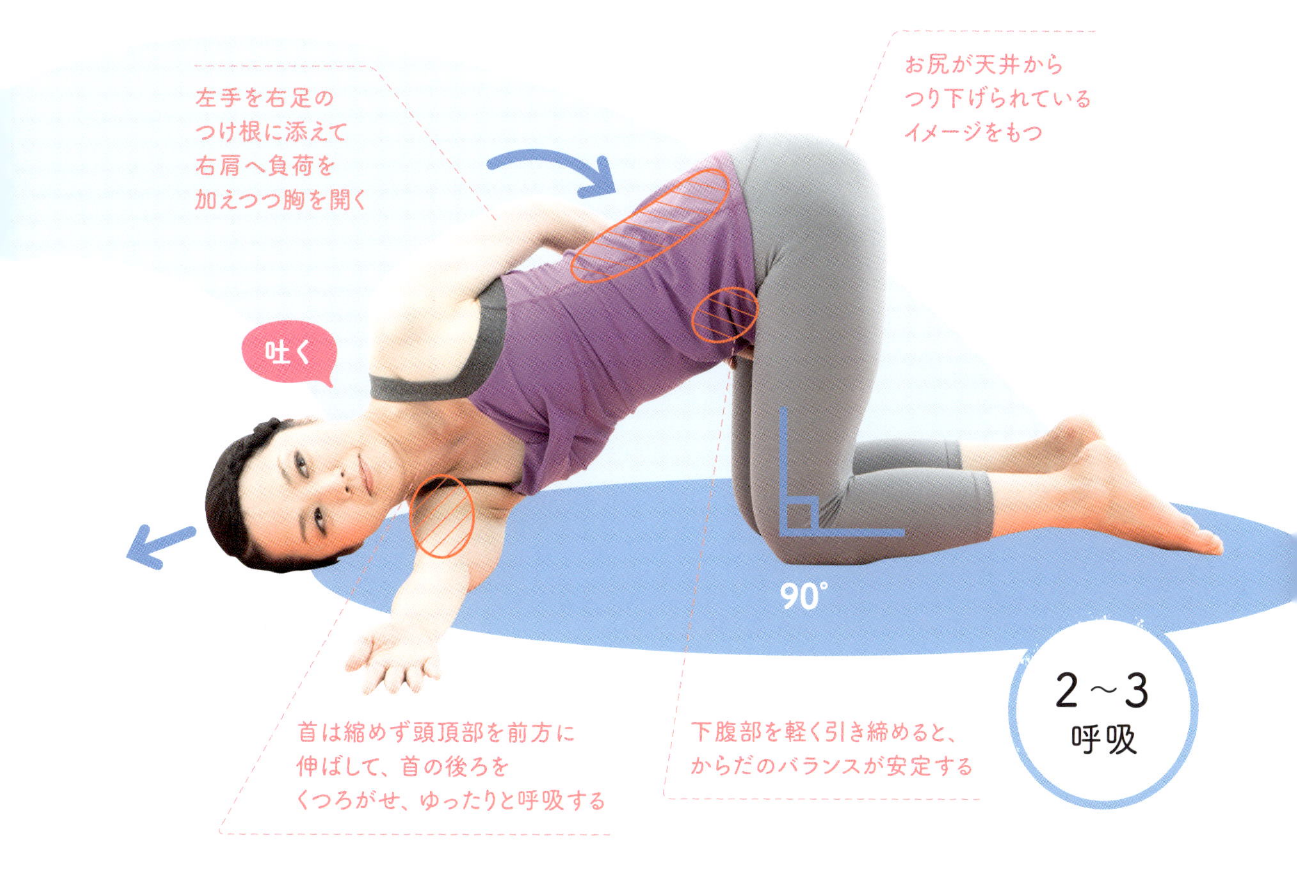

左手を右足のつけ根に添えて右肩へ負荷を加えつつ胸を開く
お尻が天井からつり下げられているイメージをもつ
吐く
90°
2～3
呼吸
首は縮めず頭頂部を前方に伸ばして、首の後ろをくつろがせ、ゆったりと呼吸する
下腹部を軽く引き締めると、からだのバランスが安定する

肩甲骨や股関節の柔軟性を高め、歪みを解消する

4 牛の顔のポーズ

主な効果
- 二の腕を引き締める
- お尻を引き締める
- 肩こりを緩和する
- 全身の疲労を緩和する
- 全身の血行促進

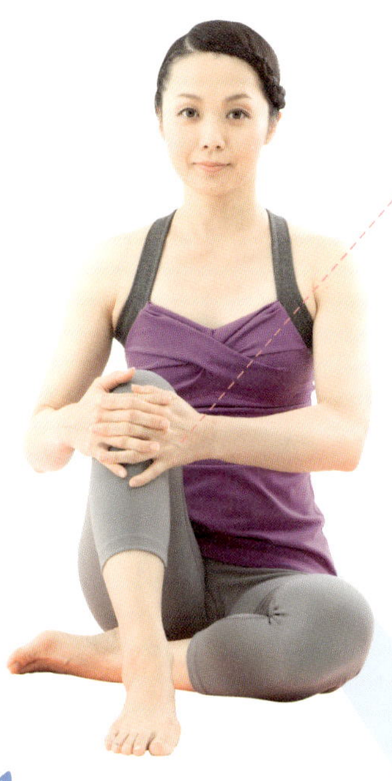

両手で右ひざをからだに引き寄せる

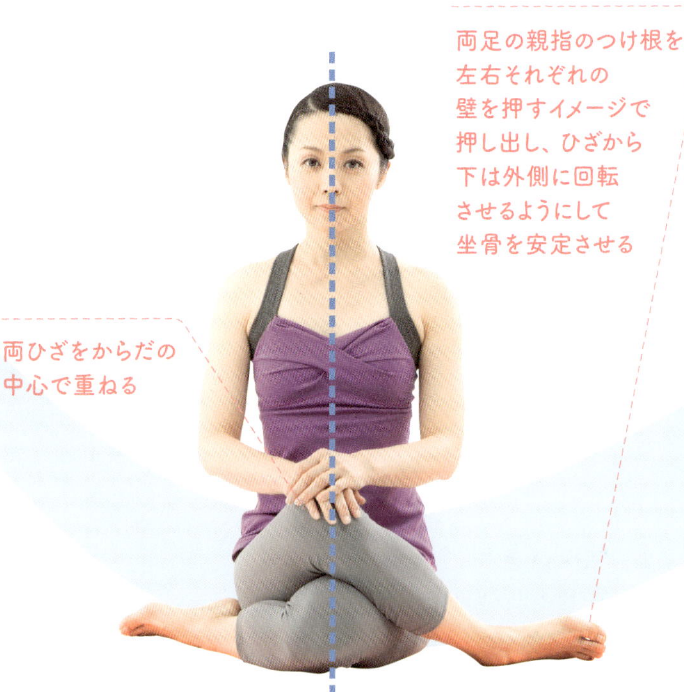

両足の親指のつけ根を左右それぞれの壁を押すイメージで押し出し、ひざから下は外側に回転させるようにして坐骨を安定させる

両ひざをからだの中心で重ねる

1 左ひざを倒して曲げ、右ひざを立てて座る

ゆったりと呼吸しながら左ひざを倒して曲げ、かかとを恥骨に近づけて座る。右ひざを立て、手は右ひざの上で組む。

2 足を組み、左右のひざを重ねる

自然な呼吸をくり返しながら、右足で左ひざをまたいで足を組み、左右のひざをからだの中心で重ねてそろえる。
＊右坐骨が安定せず、背骨が曲がってしまう場合は、お尻の下にブランケットなどを敷き、高さを出すと中心軸が感じやすい。

上から見ると、交差した両足が牛の顔のように見えることから、牛の顔のポーズとよばれています。得られる効果や心地よさから、ヨガのなかでも人気の高いポーズです。

深い呼吸をくり返しながらポーズをキープすることで、肩甲骨や股関節の柔軟性を高め、肩まわりの歪みを解消する効果が期待できます。また、上半身と下半身の筋肉を刺激するため、全身の血行が促進されて代謝をよくする、老廃物を排出するといった効果も。

3 息を吸いながら右手を伸ばし、ひじを曲げる。左手で右ひじを引く

息を吸いながら右手を天井に向かって伸ばし、右腕をてのひらが後ろを向くように、肩のつけ根から回転させ、次にひじを曲げる。左手で右ひじを軽く押し、二の腕を伸ばす。

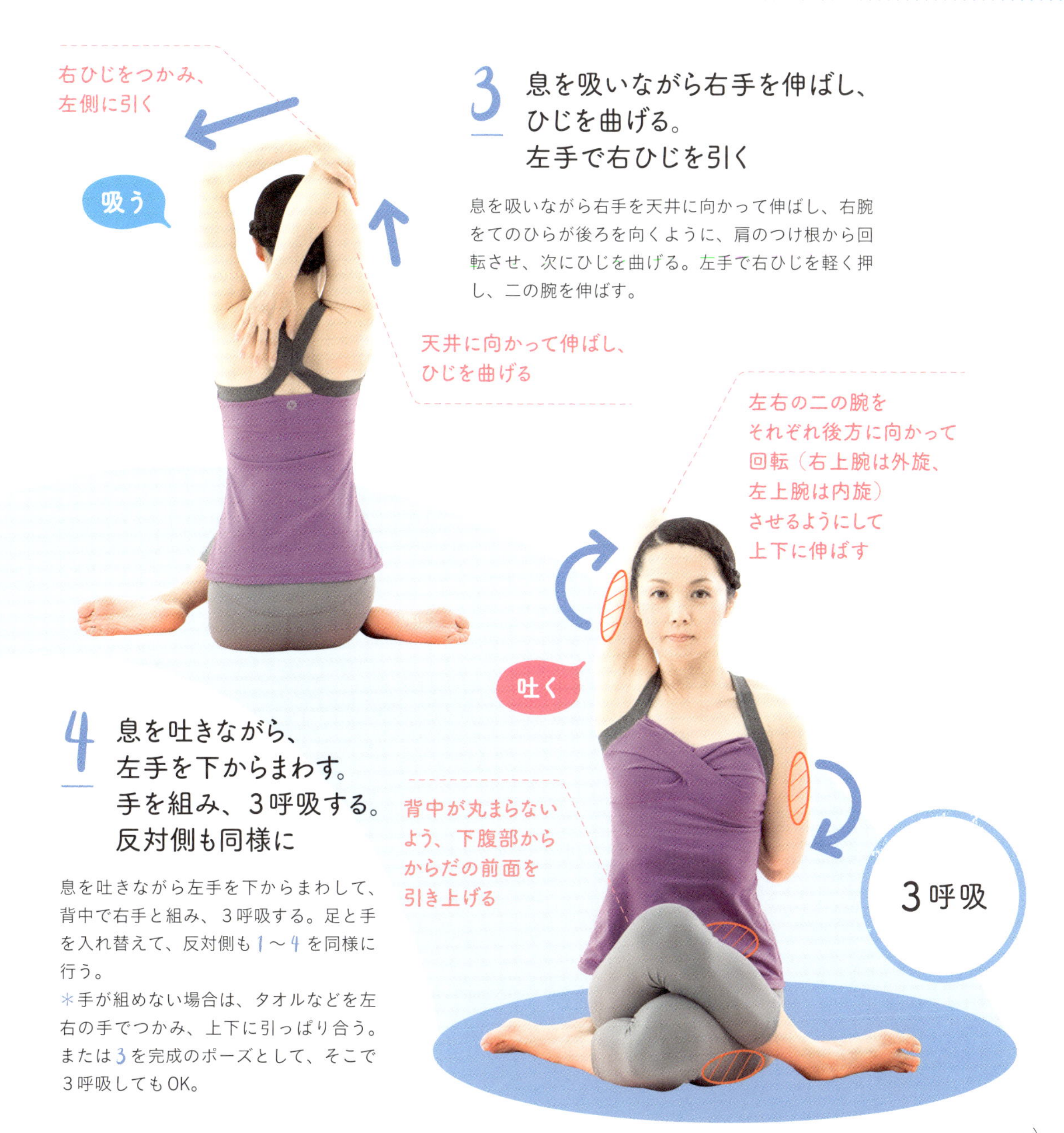

右ひじをつかみ、
左側に引く
吸う
天井に向かって伸ばし、
ひじを曲げる
左右の二の腕を
それぞれ後方に向かって
回転（右上腕は外旋、
左上腕は内旋）
させるようにして
上下に伸ばす
吐く
背中が丸まらない
よう、下腹部から
からだの前面を
引き上げる
3呼吸

4 息を吐きながら、左手を下からまわす。手を組み、3呼吸する。反対側も同様に

息を吐きながら左手を下からまわして、背中で右手と組み、3呼吸する。足と手を入れ替えて、反対側も1〜4を同様に行う。

＊手が組めない場合は、タオルなどを左右の手でつかみ、上下に引っぱり合う。または3を完成のポーズとして、そこで3呼吸してもOK。

正常な位置に内臓を戻し、骨盤内のバランスを取り戻す

5 仰向けの英雄座

主な効果

- 全身の疲労を緩和する
- お尻を引き締める
- 姿勢を整える
- 内臓の働きを高める
- 内腰痛の予防に

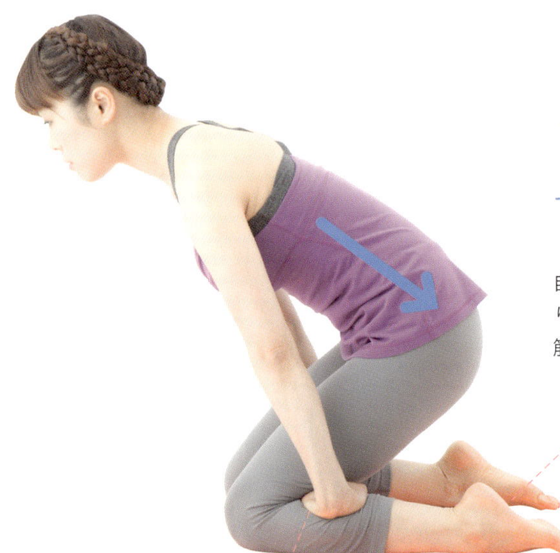

1 ひざ立ちになり、かかとを腰幅に開く。かかとの間に腰を下ろす

自然に呼吸しながらひざをそろえ、かかとを腰幅より広めに開いてひざ立ちになる。手でふくらはぎの筋肉を後方に送りながら、かかとの間に腰を下ろす。

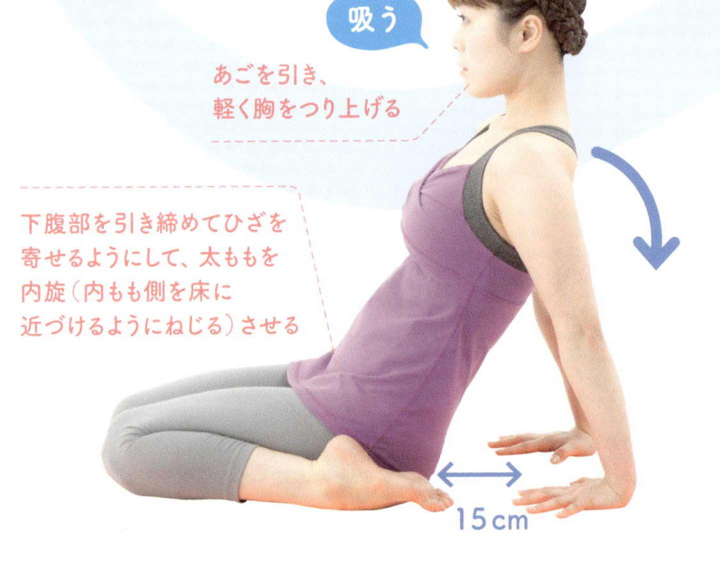

吸う
あごを引き、
軽く胸をつり上げる
下腹部を引き締めてひざを
寄せるようにして、太ももを
内旋（内もも側を床に
近づけるようにねじる）させる
15cm

2 後ろにてのひらをつく。背筋を伸ばして息を吸う

指先を背中側に向けて、お尻から約15cm後ろに手をつく。背筋を伸ばして体側を長く保ち、息を吸う。
＊ひざが床から浮いてしまう人は、ひざを少し外側に開いてもよい。

「英雄座」はヨガの代表的な座法のひとつです。正座の姿勢からひざを割ったポーズで、日本では、「割り座」とよばれることもあります。仰向けの英雄座は、この割り座から上体を後ろに倒すポーズで、股関節の形状から、男性より女性のほうが行いやすいといわれています。太もも前面をストレッチし、胸を開くことで、呼吸が深まり心身の疲労を回復させることができます。また、内臓の働きを高め、消化を促進する作用もあるので、食べすぎたときにもおすすめです。

3 息を吐きながら上体を後ろに倒す。頭の上で腕を組み、3呼吸する

体側の長さを保ったまま、目線はひざに向け息を吐きながら上体を後ろにゆっくり倒し、床に寝そべる。腕は頭の上で互いのひじを持って組む。この姿勢で3呼吸。
＊姿勢がキープできない場合は、背中の下にボルスターを敷くか、片足ずつ行う。

目線はひざに向ける
意識をもったまま、
上体をゆっくり倒す

あごを軽く引き、のどの奥を
ゆるめる意識をもつ

足の甲で床を押し、
太ももを内旋させ、
腰の後ろを広く保つ

吐く

左右の腰骨を前に
まわし込むようにして、
下腹部を軽く引き締め、
尾骨は前方に伸ばす

肩の力を抜き、
重力に身をゆだねる

3呼吸

腰まわりをくつろがせ、骨盤周辺のやすらぎを得る

6 ハッピーベイビーのポーズ

主な効果
- 足全体を引き締める
- ウエストを引き締める
- 腰痛を緩和する
- 便秘を緩和する

てのひらとひざで押し合う

吐く

1 仰向けになり、息を吐きながら両手で両ひざを抱える

仰向けになり、息を吐きながら両手で両ひざを抱える。てのひらとひざで押し合うようにしておへその裏側の背中を浮かせ、背骨は自然なカーブを保つ。

骨盤が前傾し、骨盤の下部は床につく。おへその裏側の背中が床から少し浮く

吸う

2 息を吸いながらひざを外側に開く

両手をひざに添えたまま、息を吸いながらひざを外側に開く。背骨のカーブを保ち、骨盤は安定させて。

両肩はくつろがせる

骨盤がどちらかに傾かないよう、下腹部を引き締める

楽しそうに手足を動かす赤ちゃんをイメージして、仰向けの姿勢から、両手足を天井に向けるポーズ。上体を後ろに反らせる「後屈」のポーズのあとに行うと、腰をリラックスさせることができます。

適度に下腹部を引き締め、背骨が自然にS字を描くように姿勢をキープしましょう。高いリラックス効果が得られるほか、股関節や背骨のストレッチにも最適です。

3 ひざ下を上に伸ばし、足裏を外側からつかむ。3呼吸する

ひざ下を天井に向かって伸ばし、足裏を外側からつかむ。この姿勢で3呼吸。
＊両足をつかめない場合は、土踏まずにタオルなどをかけて引くとよい。

上達のコツ

足裏と手のひらで押し合うようにして内ももを両脇に近づけ、ストレッチさせましょう。

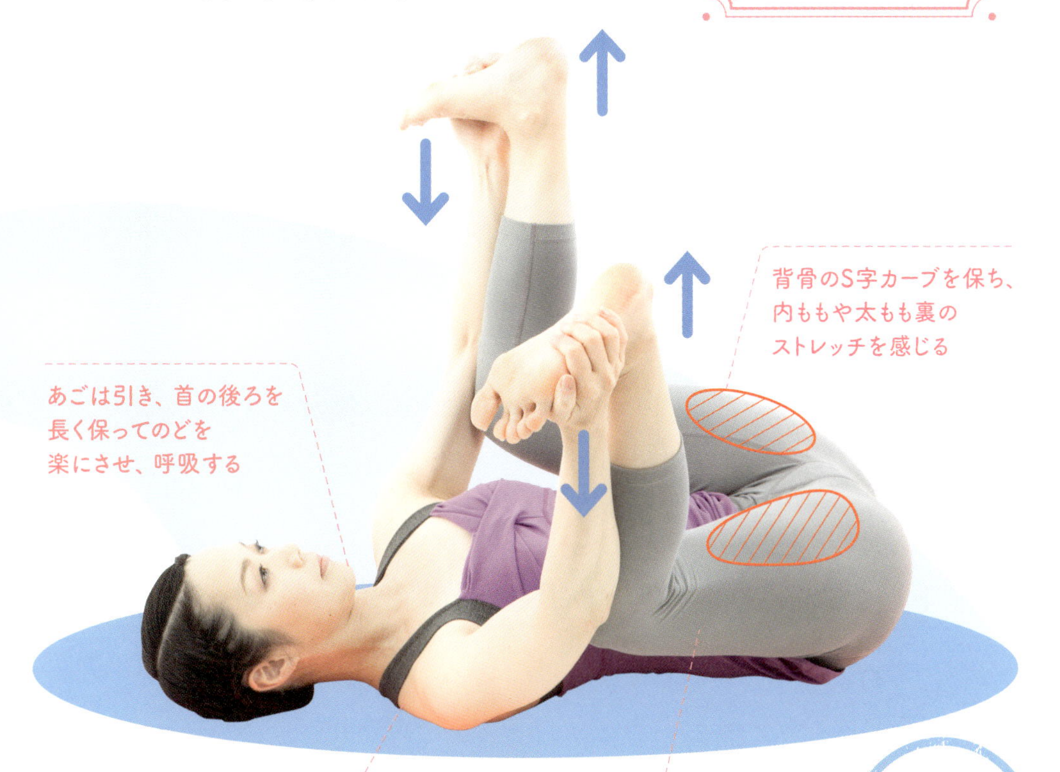
背骨のS字カーブを保ち、
内ももや太もも裏の
ストレッチを感じる
あごは引き、首の後ろを
長く保ってのどを
楽にさせ、呼吸する
両肩は床に近づける
太ももの内側を左右の
脇に向かって引き寄せる

3呼吸

PROGRAM

5

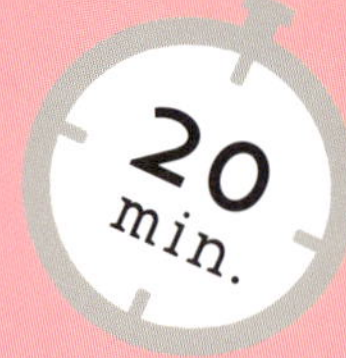

心の疲れをときほぐし、気持ちをリラックスさせる

心のもやもやを解消するプログラム

からだや心に抱えている「もやもや」や緊張をとり除き、すっきりさせるプログラムです。
「英雄のポーズII」や「ピラミッドのポーズ」で、心身の緊張状態をときほぐし、からだや気持ちをすっきりさせましょう。そのあとに頭をクールダウンさせ、
胸やのどを解放させてくつろがせる「花輪のポーズ」や「魚のポーズ」で
精神を安定した状態に導きます。
気分転換に行うときは、最後にもう1度「英雄のポーズII」を行うと気持ちがシャキッとします。

このプログラムのメリット

- 緊張をほぐし、ストレスが軽減
- 呼吸が深まる
- 頭に静寂と冷静さが戻る
- 安定とやすらぎを感じられる

1 英雄のポーズⅡ

全身をくまなく
伸ばし、
すっきりさせる

2 ピラミッドのポーズ

流れを整える
ストレッチで、
気持ちを
クールダウン

3 花輪のポーズ（途中まで）

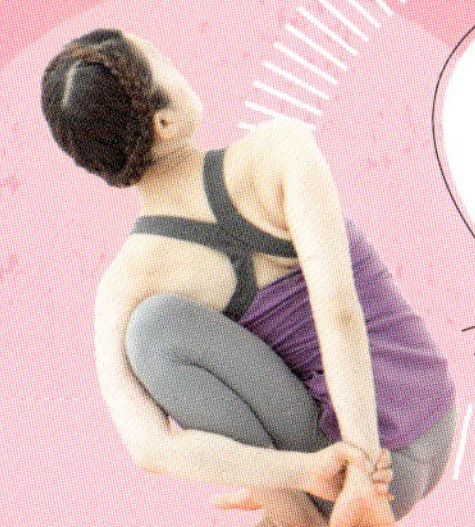

胸を開いて、
さわやかな
気持ちをとり戻す

4 安楽座のねじり

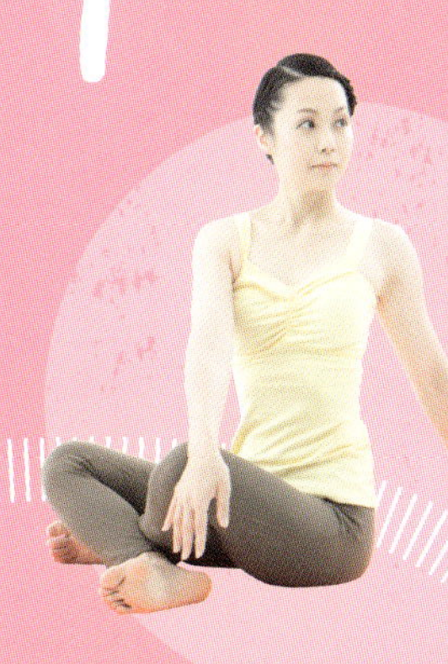

呼吸を深め、
安定とやすらぎ
を感じる

5 魚のポーズ

胸を大きく開いて、
ゆったりとした
呼吸を

大地に根づき、全身をくまなく伸ばす

1 英雄のポーズII

主な効果

- ウエストを引き締める
- 便秘を緩和する
- 全身の血行促進
- 気持ちを落ちつける
- 集中力を高める

吐く

1 足を大きく開いて立ち、腰を手にあて、息を吐く

足を腰幅の約3倍に開いて立つ。
手は腰にあて、息を吐く。

両手で
腰骨を支え、
下半身を
安定させる

吸う

頭頂から尾骨
までの中心軸を
意識する

かかとと土踏まず
に体重をのせる

2 息を吸いながら右のつま先を外側に、左のつま先を内側に向ける

息を吸いながら右のつま先を外側に向け、左のつま先は60度内側に向ける。目線と骨盤の向きは、左のつま先と同じ方向へ。

骨盤を左のつま先と
同じ方向に向ける

60°

ヨガ発祥の地、インドで信仰されているヒンドゥーの神「ヴィーラバドラ」をたたえる英雄のポーズです。ヴィーラバドラは、ヒンドゥーの三大神シヴァの髪の毛から生まれた豪傑で、戦の神と信じられています。英雄のポーズは3種あり、どれも非常に高い人気を誇ります。なかでも英雄のポーズⅡは、人気の高いポーズ。下半身を安定させて全身をくまなく伸ばすため、全身の血流の改善やデトックス効果、ストレスの軽減などに効果を発揮します。

3 息を吐きながら腰を落とし、両腕を広げ、3呼吸する。反対側も同様に

息を吐きながら、右ひざを曲げて腰を落とし、両腕を肩の高さで広げる。目線を右手の指先に向け、3呼吸。足を入れ替えて反対側も1～3を同様に行う。

上達のコツ

上半身が前のめりにならないよう、後ろに引いたかかとの外側で壁を押すイメージと、右ひざは前方に、左手は後方にと相反する方向に同時に引っぱられていくようなイメージをもってしっかりと伸ばすと、胸が開き、からだの安定性が増します。

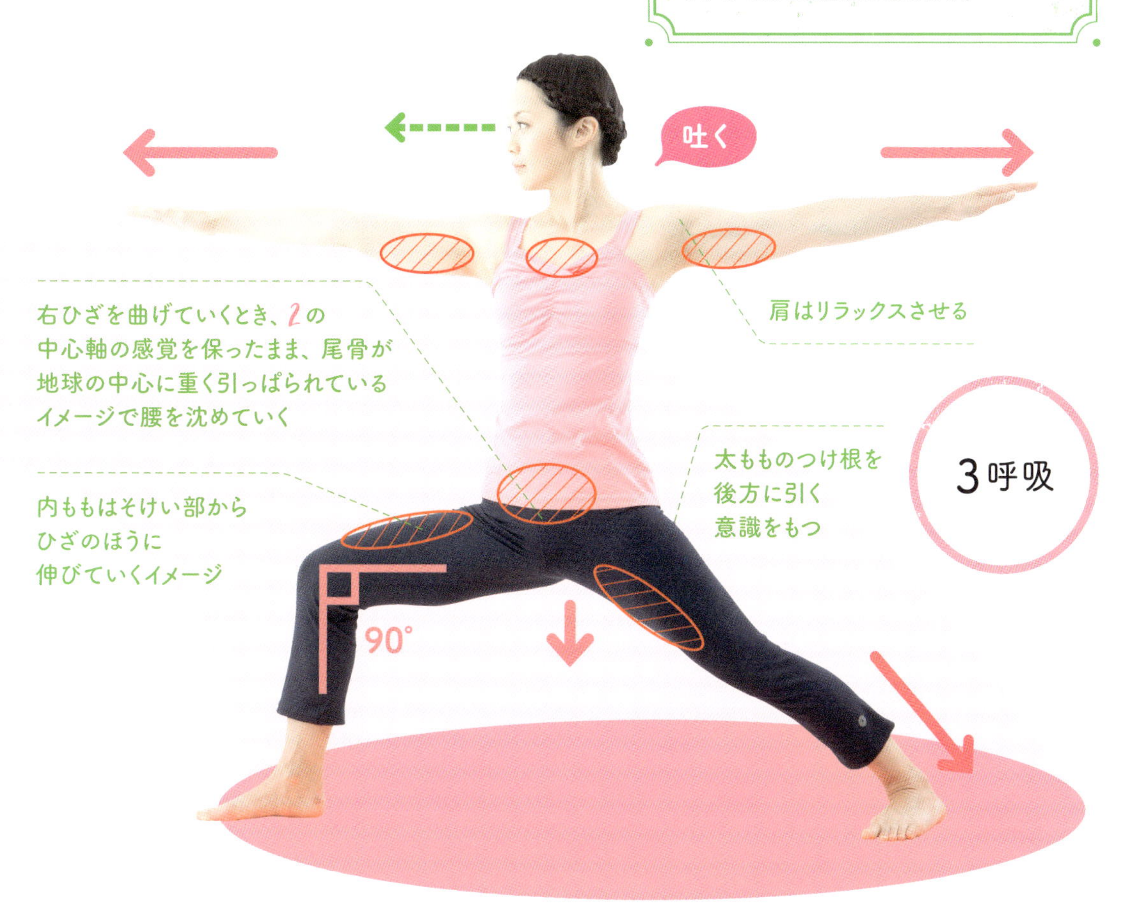

吐く
肩はリラックスさせる
右ひざを曲げていくとき、2の中心軸の感覚を保ったまま、尾骨が地球の中心に重く引っぱられているイメージで腰を沈めていく
太もものつけ根を後方に引く意識をもつ
3呼吸
内ももはそけい部からひざのほうに伸びていくイメージ
90°

上半身と下半身のつながりを感じながら、気持ちをクールダウン

2 ピラミッドのポーズ

主な効果

- 足のむくみを緩和する
- 冷えを緩和する
- お尻を引き締める
- 気持ちを落ちつける
- 頭の静寂をとり戻す

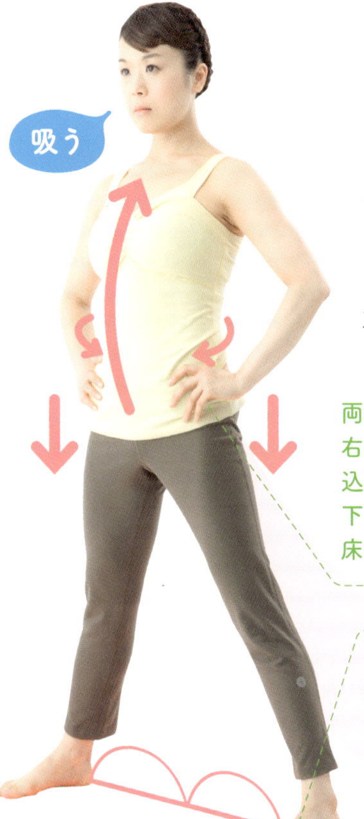

1 足を腰幅の約2倍に開いて立ち、手は腰に置く。息を吸いながら、からだの前面を引き上げる

自然に呼吸をし、足を腰幅の約2倍に開いてつま先を正面に向けて立ち、手は腰に置く。吸う息で下腹部からからだの前面を引き上げる。

両手で腰骨を左右から前にまわし込むように支え、下半身を床に根づかせる

つま先は平行に立つ

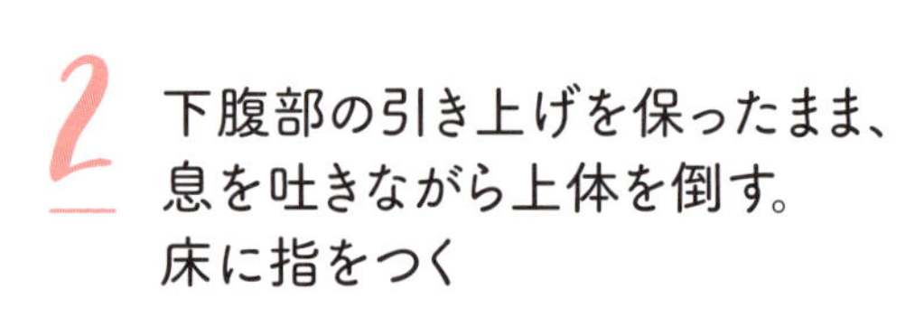

背骨を長く伸ばすように、下腹部を引き上げる

吐く

2 下腹部の引き上げを保ったまま、息を吐きながら上体を倒す。床に指をつく

下腹部からからだの前面の引き上げを保ち、両足裏に均等に体重をのせる。ひざは軽く曲げ、足全体の筋肉を引き締める。息を吐きながら、お尻を後ろに引かないように股関節から上体を前に倒す。自然に呼吸をしながら、肩の真下の床に両手の指先をつく。

＊背中が丸くなってしまう場合は、手の下にブロックを置く。

ひざを軽く曲げて土踏まずを引き上げ、足全体の筋肉を引き締める

開脚して前屈を行い、ピラミッドをイメージして全身で三角形をつくるポーズです。足の間の床に頭頂部をつけるには股関節とひざ裏の柔軟性が必要。その分ストレッチ効果は非常に高く、血液やリンパの流れが促進して、足のむくみを解消してくれます。そのほか、冷えを緩和する、内臓を活性化して消化機能を高めるといった効果が。背骨が重力で自然にけん引されることで、背骨の歪みが改善され、姿勢を整える効果も期待できます。

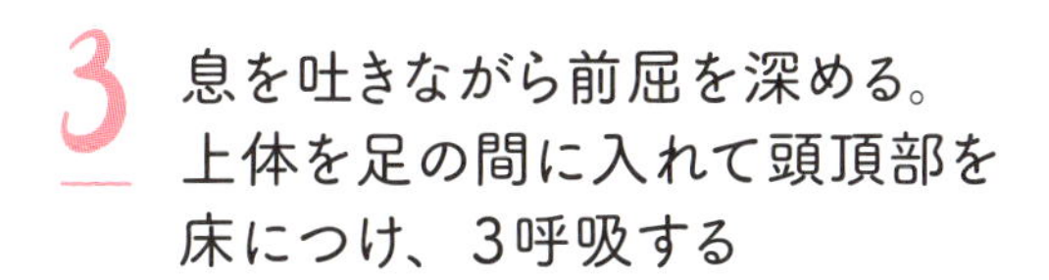

3 息を吐きながら前屈を深める。上体を足の間に入れて頭頂部を床につけ、3呼吸する

息を吐きながら前屈を深める。足裏全体で床を押して坐骨を天井に向かって引き上げ、上体を足の間に入れて、頭頂部を床につける。この姿勢で3呼吸。

上達のコツ

太ももの裏が痛む場合は、無理に伸ばさずひざを軽く曲げ、足裏全体で床を踏みしめるようにして坐骨を天井に向けるようにすると、安定性が増し、背骨が伸びていく感覚がつかめます。

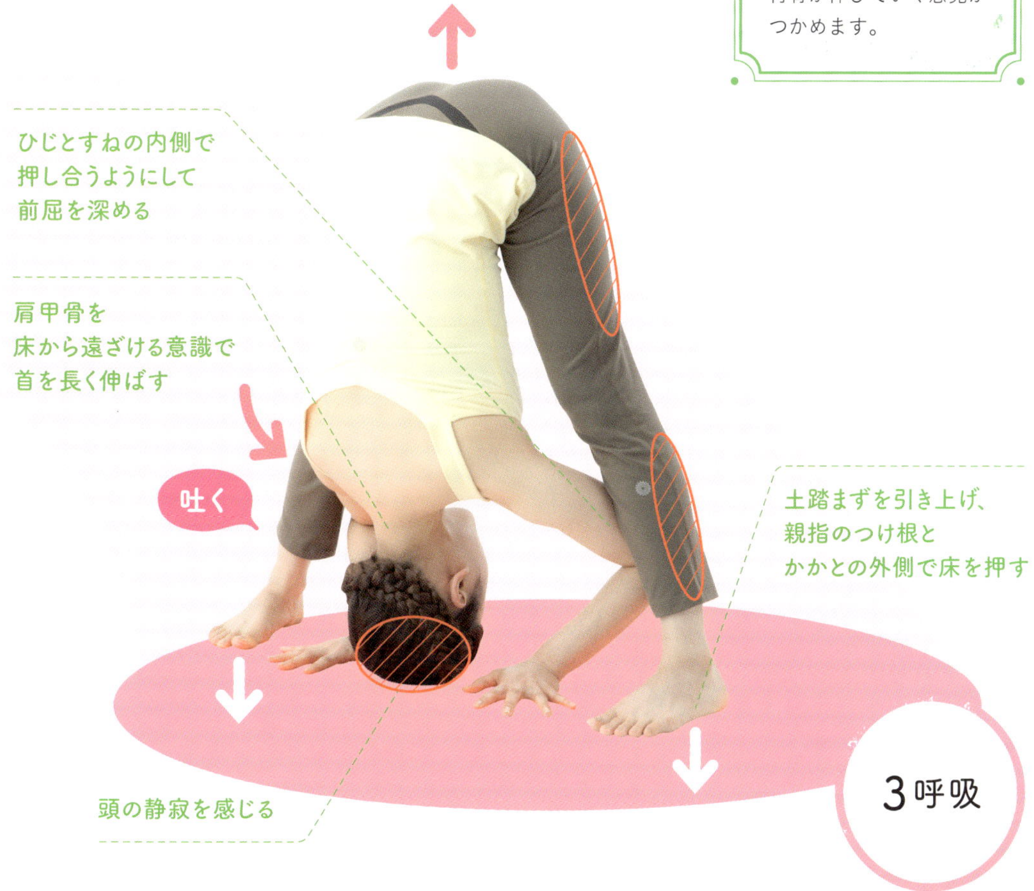
ひじとすねの内側で
押し合うようにして
前屈を深める
肩甲骨を
床から遠ざける意識で
首を長く伸ばす
吐く
土踏まずを引き上げ、
親指のつけ根と
かかとの外側で床を押す
頭の静寂を感じる
3呼吸

3 花輪のポーズ（途中まで）

主な効果
- 肩こりを緩和する
- 肩甲骨の柔軟性を高める
- 股関節の柔軟性を高める
- 集中力を高める

1 足を腰幅に開き、お尻を浮かせてしゃがむ。胸の前で手を合わせて、ひじとひざで押し合う

自然に呼吸しながら、足を腰幅に開いてつま先を外側に向け、お尻を浮かせたまましゃがむ。胸の前で手を合わせ、ひじとひざで互いに押し合う。下腹部は引き上げ、尾骨は下げる。
＊かかとが浮いてしまう場合は、ブランケットなどを敷いて高さを出す。

ひじとひざで押し合いながら
太ももの骨をつけ根から
左右に広げるようにして尾骨を下に向ける

つま先は外側に
向ける

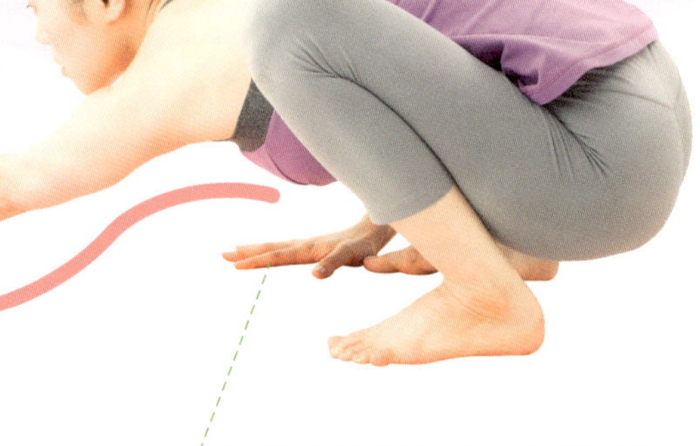

2 右手をつま先のそばにつく。息を吸いながら、左腕を右斜め前に伸ばす

右ひじと右ひざで押し合う力は保ったまま、右手を右のつま先の側につく。息を吸いながら、左体側をしっかり伸ばすようにして左腕を右斜め前に移動させる。

ひじとひざで押し合い続けながら
つま先のそばに手をつく

花輪のポーズの完成形はしゃがんだ姿勢で、腕ですねの外側から足を抱え、背中で両手を組むのですが、ここでは花輪のポーズの動きのなかでも、さわやかな呼吸をとり入れるのに最適なところまでを行います。閉ざしがちな胸を開き、心の内側に抱えがちな悩みが、呼吸とともに外へ出ていくイメージで行いましょう。

3 息を吐きながら、左手で右手首をつかんで引っぱる。3呼吸する。反対側も同様に

息を吐きながら、左腕を左ひざの外側から背中にまわす。右手も背中にまわし、左手で右手首をつかんで下に引っぱる。目線は斜め上に向け、3呼吸。反対側も2〜3を同様に行う。

上達のコツ

肩甲骨を下げて胸を気持ちよく開きましょう。さわやかな空気を胸に入れるイメージで、胸を大きく開いて呼吸します。

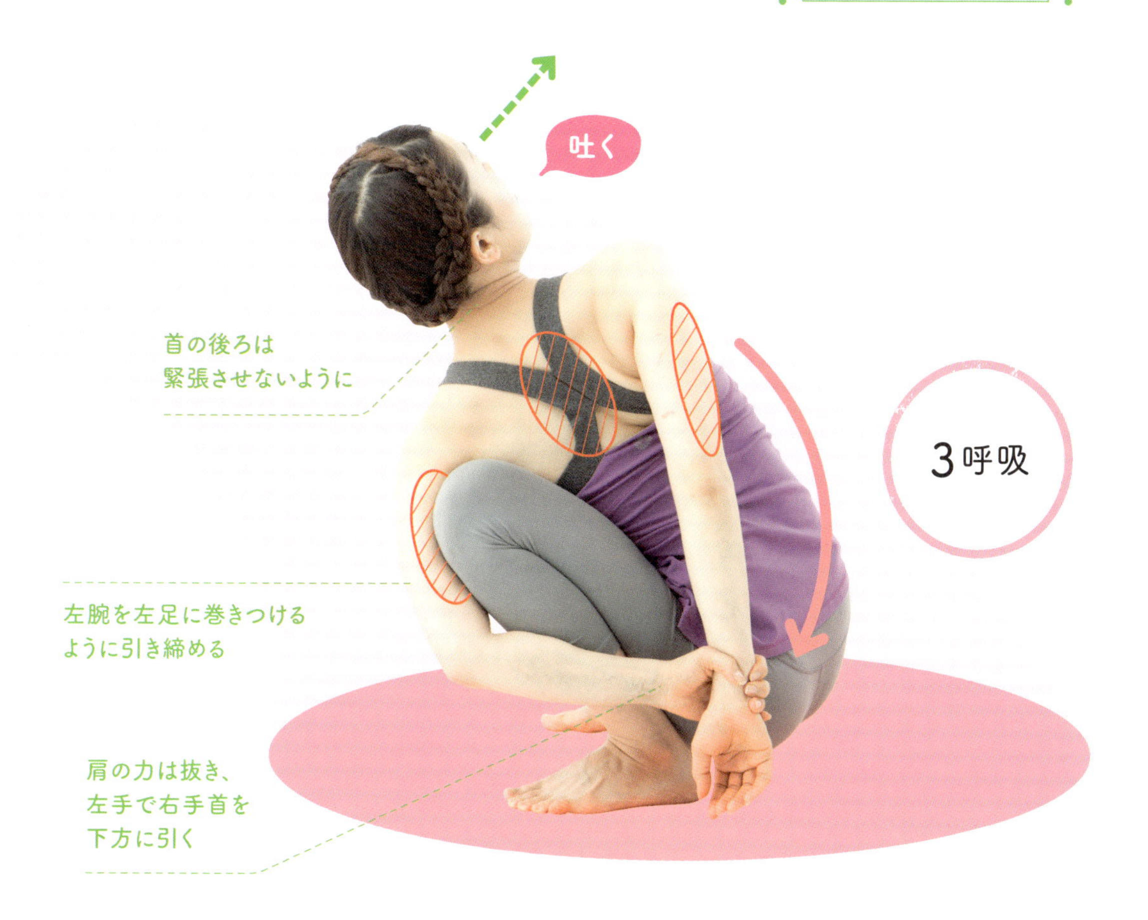
吐く
3呼吸
首の後ろは
緊張させないように
左腕を左足に巻きつける
ように引き締める
肩の力は抜き、
左手で右手首を
下方に引く

ゆっくりとねじり、安定とやすらぎを感じる

4 安楽座(あんらくざ)のねじり

主な効果
- 姿勢を整える
- 股関節の柔軟性を高める
- ウエストを引き締める
- 気持ちを落ちつける

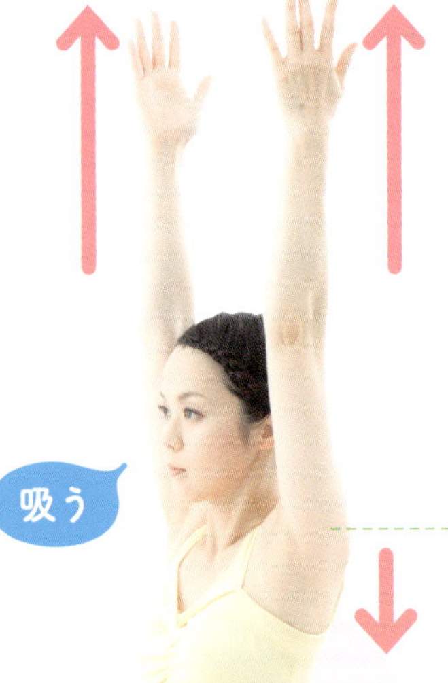

1 足を交差させて座り、息を吸いながらてのひらを内側に向けて両手を上に伸ばす

すねを交差させてひざの真下に反対側の足のかかとがくるように座る。息を吸いながら両手を天井に向かって伸ばす。てのひらは内側に向ける。
＊骨盤が安定しない場合は、お尻の下にブランケットを敷く。

肩を下げて首まわりにスペースをつくる

お腹を天井に向かって引き上げ、体側を伸ばしながら行うと背筋が伸びる

左右の坐骨に均等に体重をのせる

かかとは股関節から離し、つき出すように

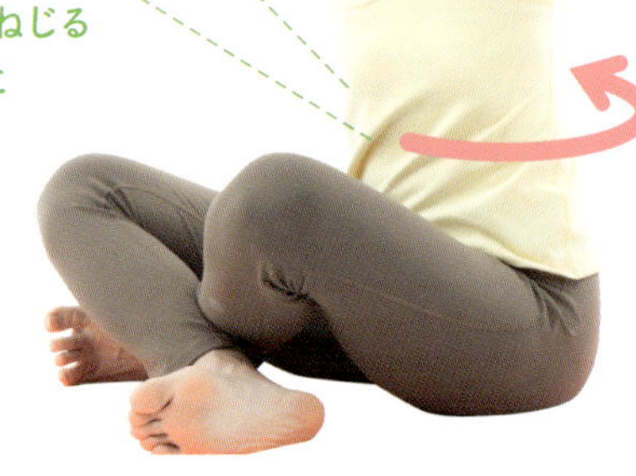

体側を縮めないよう長く保つ

背骨は下からせん状にねじるイメージで力まない程度に

2 息を吐きながら上体をゆっくり左側にねじる

息を吐きながら、上体を左にねじる。真っすぐに伸ばした背骨を下からせん状にねじるイメージで、両脇腹を長く保つ。

足を交差させて座る「安楽座」（p.13）になって上半身をねじるポーズで、ねじりの基本となるポーズです。安楽座では、ほかのポーズ以上に呼吸をゆったりとていねいに行う意識が大切。花瓶に水を注ぎ入れるイメージで、吸った息を骨盤に送り込み、頭頂部からやわらかく抜けるよう息を吐きましょう。からだをねじるときはお腹を軽く引き上げ、体側を長く保って行うと、ウエストの引き締めにも効果を発揮します。

3 右手を左ひざの外側、左手を後ろに置く。3呼吸する。反対側も同様に

右手を左ひざの外側に、左手を後方の床に置いて、ねじりをさらに深める。この姿勢で3呼吸。反対側も1～3を同様に行う。吸う息で背骨を伸ばし、吐く息でねじりを深める。

上達のコツ

呼吸する際は吸った息を骨盤に送り込み、頭頂部からやわらかく抜けるようなイメージで息を吐きましょう。目を閉じるとより、呼吸に集中しやすくなります。

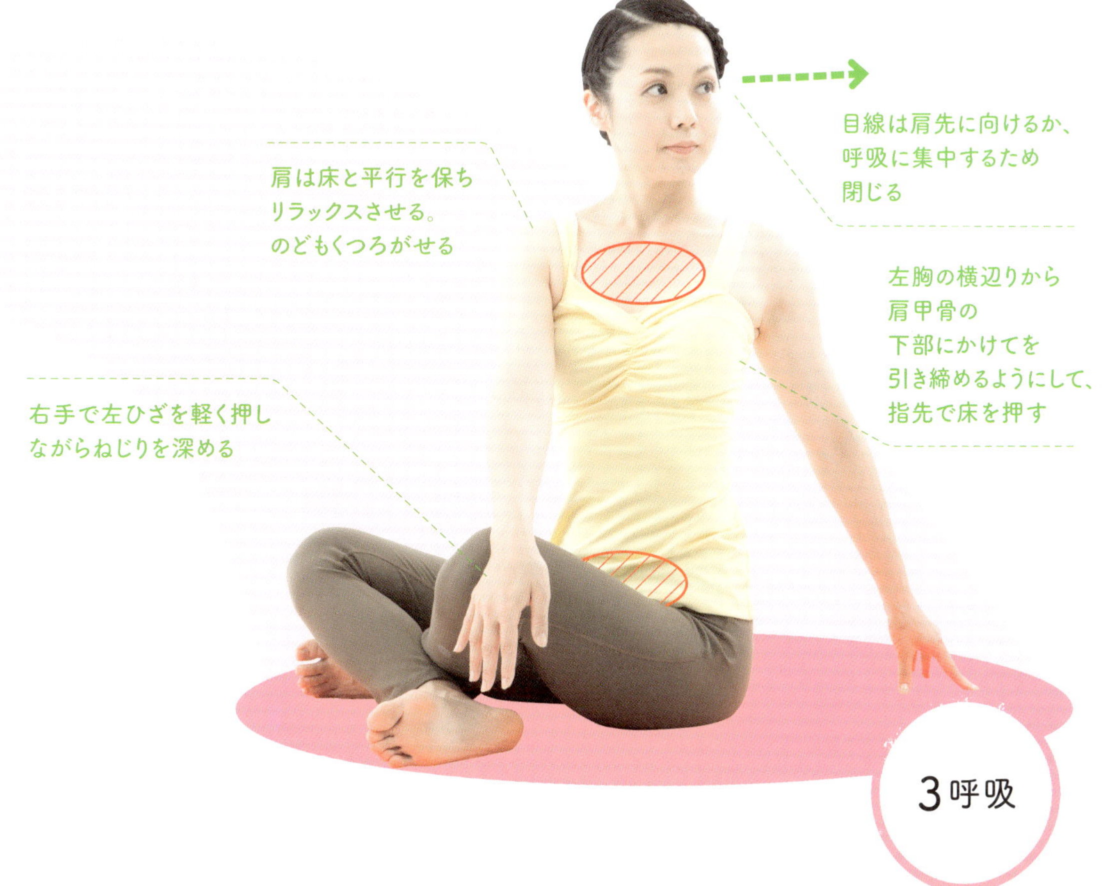

目線は肩先に向けるか、呼吸に集中するため閉じる
肩は床と平行を保ちリラックスさせる。のどもくつろがせる
左胸の横辺りから肩甲骨の下部にかけてを引き締めるようにして、指先で床を押す
右手で左ひざを軽く押しながらねじりを深める
3呼吸

胸からのどにかけてを伸ばし、呼吸のとおりをよくする

5 魚のポーズ

主な効果

- バストアップする
- 呼吸器系の不調を緩和する
- 気持ちをすっきりさせる
- 不眠を緩和する

1 両足をそろえて仰向けになる。両ひじを寄せ合い、てのひらを床につける

自然な呼吸をくり返しながら両足をそろえて伸ばし、仰向けになる。肩甲骨を下げて、できるだけ両手をお尻の下のほうに入れて、てのひらを下向きにして床につける。脇を締めて、腕が上半身で隠れるくらい背中の下で両ひじを寄せ合い、軽く胸をつり上げる。

あごを引いて
軽く胸をつり上げる

両足を伸ばし、かかとは少し離す。
親指のつけ根どうしを
押し合うようにして
内ももを内旋（やや内側にねじる
ようなイメージ）ぎみにする

できるだけ肩甲骨を下げて、
てのひらをお尻の下のほうまで移動させる

ヒンドゥー教の三大神「ヴィシュヌ」の化身とされる、マツヤ（魚）をたたえるポーズ。首を長く伸ばしてゆったりと呼吸をすることで、頭の静寂、胸の開放、のどのくつろぎを感じ、精神を安定に導きます。また、胸を大きく開いて後屈するため、バストアップや呼吸器系を活性化させる効果があります。肩甲骨周辺の血行が促進されるため、こり固まった筋肉がやわらかくなり、肩こりの緩和、猫背の改善、姿勢を正すといった効果も得られます。

2 息を吐きながらひじから下で床を押し、背中を反らす。ゆっくり頭頂部を床につけ、2 ～ 3呼吸する

息を吸いながら胸を開き、肩甲骨を下げながら広げるようにして、ひじから下で力強く床を押して背中を反らせる。首の前側を伸ばして後頭部からゆっくりと頭頂部を床につけ、２～３呼吸。戻るときは、けして急がず慎重にゆっくりと頭を持ち上げ、あごを引いて後頭部をやさしく床に戻す。

＊ポーズからゆっくり戻ったあと、両手・両足を伸ばして全身の力を抜く「無空のポーズ」(p.19) で少し休むと、よりやすらぎの効果が実感できる。

上達のコツ

内ももを内旋させつつ、同時に親指のつけ根をつき出すようにして姿勢を安定させ、からだの前面を伸ばしましょう。

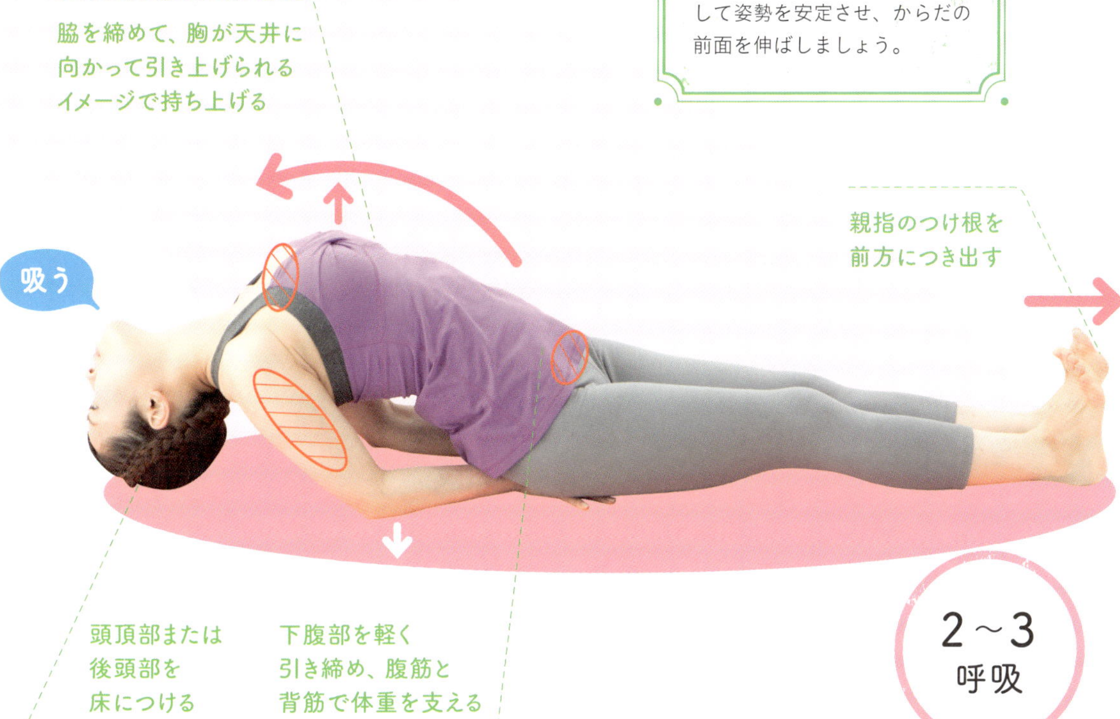
脇を締めて、胸が天井に
向かって引き上げられる
イメージで持ち上げる
吸う
親指のつけ根を
前方につき出す
頭頂部または
後頭部を
床につける
下腹部を軽く
引き締め、腹筋と
背筋で体重を支える
2～3
呼吸

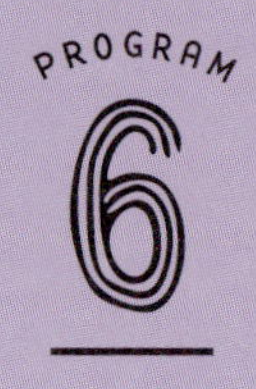

マイルドにからだをほぐして、深い眠りに導く

気持ちよく眠れるプログラム

ゆったりとした動作で、呼吸を深めるポーズを組み合わせた、就寝前に最適なプログラムです。
血行をよくする「足を開くポーズ」から全身をストレッチさせる「太鼓橋のポーズ」までのポーズで
全身をまんべんなくほぐし、
「鋤(すき)のポーズ」で1日の疲れやからだの緊張をとり除きましょう。
ポーズの余韻を感じながら、「ワニのポーズ」でからだを芯からくつろがせると、
やすらぎを感じながら自然に深い眠りに導かれます。

このプログラムのメリット

- 深いやすらぎと心地よい眠りが得られる
- 血行の流れがよくなる
- からだの緊張がときほぐれる
- むくみ解消&デトックス

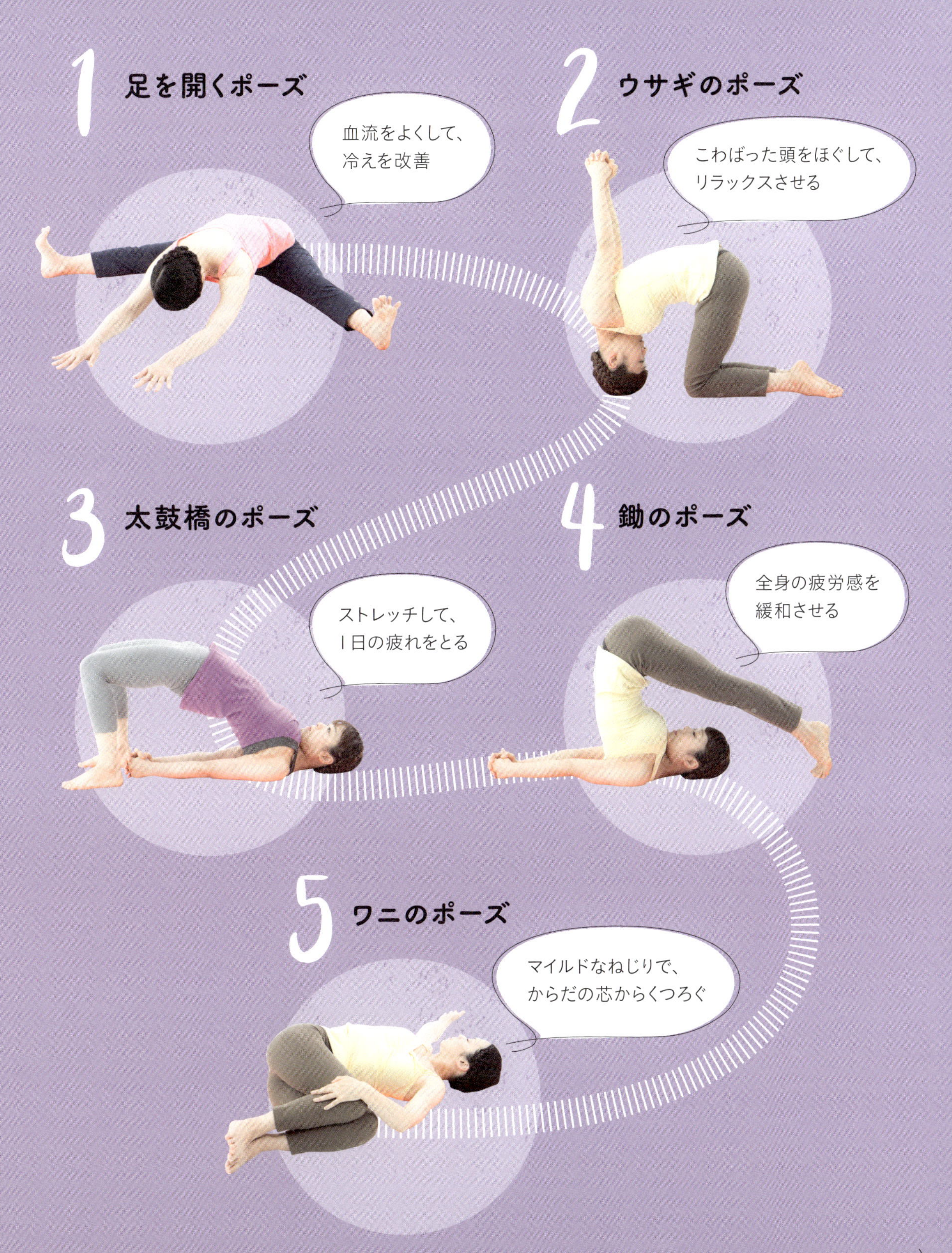
1 足を開くポーズ
血流をよくして、
冷えを改善
2 ウサギのポーズ
こわばった頭をほぐして、
リラックスさせる
3 太鼓橋のポーズ
ストレッチして、
1日の疲れをとる
4 鋤のポーズ
全身の疲労感を
緩和させる
5 ワニのポーズ
マイルドなねじりで、
からだの芯からくつろぐ

前屈でやすらぎつつ、血行の流れを整える

1 足を開くポーズ

主な効果
- 婦人科系の不調を緩和する
- 太ももを引き締める
- 冷えを緩和する
- 足のむくみを緩和する

1 足を開いて座り、骨盤を立てる。両手を腰の後ろについて、息を吸いながら上体を引き上げる

無理のない範囲で足を開いて座り、左右の坐骨を床につけて骨盤を立てる。手を腰の後ろにつき、息を吸いながら、下腹部からからだの前面を引き上げる。

＊坐骨を床につけて座る感覚がつかめない場合は、お尻の下に折りたたんだブランケットを敷くか、ひざを軽く曲げる。

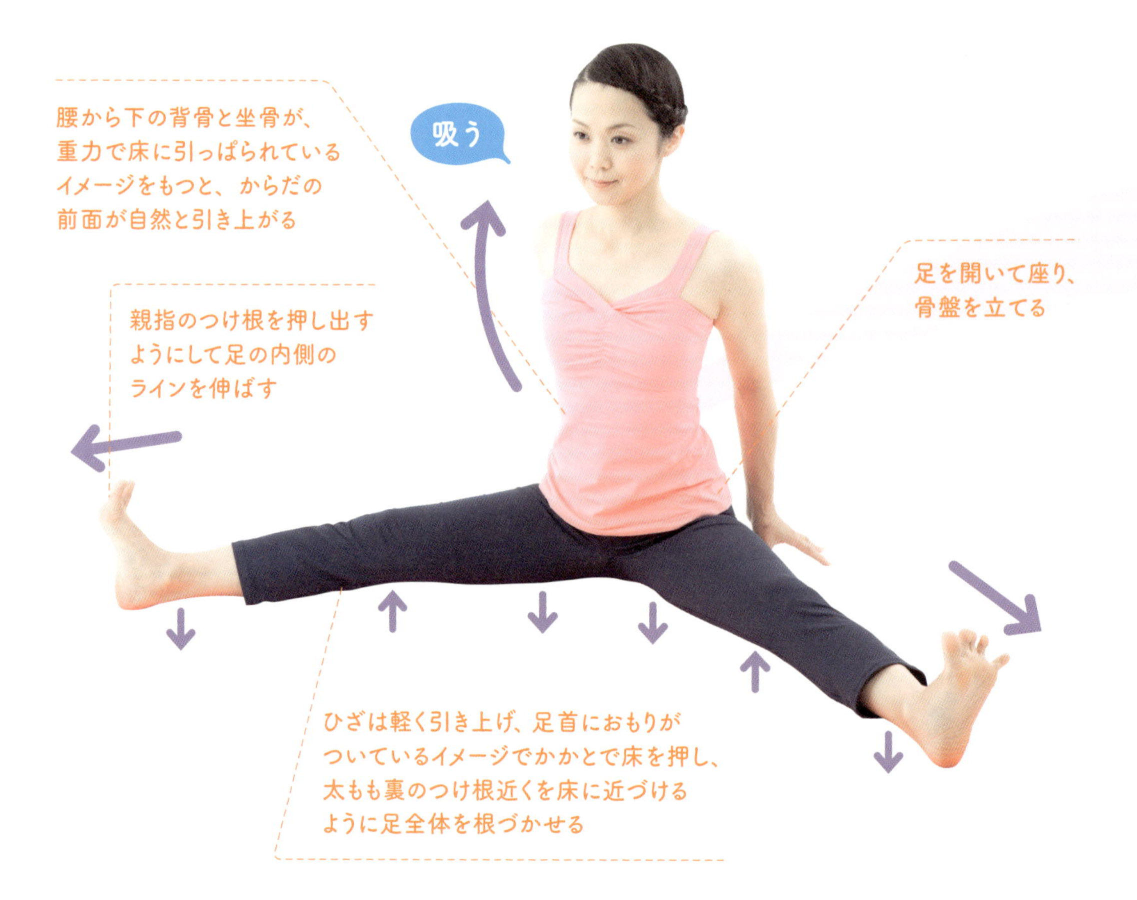
腰から下の背骨と坐骨が、重力で床に引っぱられているイメージをもつと、からだの前面が自然と引き上がる
吸う
親指のつけ根を押し出すようにして足の内側のラインを伸ばす
足を開いて座り、骨盤を立てる
ひざは軽く引き上げ、足首におもりがついているイメージでかかとで床を押し、太もも裏のつけ根近くを床に近づけるように足全体を根づかせる

足を左右に開いて前屈するポーズです。両足は気持ちよく呼吸できる範囲で、無理なく開きましょう。骨盤まわりの血流改善のほか、子宮や卵巣の機能を調整する効果が期待できます。そのほか、太ももを引き締めたり、足のむくみを緩和したりします。血流がよくなることで、冷えによる睡眠トラブルの解消にも効果的です。

2 息を吐きながら上体を倒し、両腕を伸ばす。3 ～5呼吸する

下腹部からからだの前面の引き上げを保ったまま、息を吐きながら股関節から上体を倒し、腕を伸ばす。この姿勢で3～5呼吸。ある程度まで前屈が深まったら足の筋肉の緊張をゆるめてリラックスし、呼吸に集中してもよい。

＊顔が床に近づかず、リラックスできない場合は、クッションなどを置いて額を沈め、休ませるとよい。

上達のコツ

背骨の下部が重く重力に引っぱられる感覚をもちながら下腹部から引き上げ、股関節から上体を倒しましょう。胸や背中は緊張せず、ゆったりとやわらかく広がるイメージで。

つま先は天井に向け、
かかとをつき出して
足の裏側の伸びを感じる
吐く
3 ～ 5
呼吸
太もも裏の上部を床に押しつけ、
下腹部を引き上げる

頭頂部を刺激し、こわばった頭の緊張をほぐす

2 ウサギのポーズ

主な効果

- 背中を引き締める
- 目の疲れを緩和する
- 肩こりを緩和する
- 気持ちを落ちつける

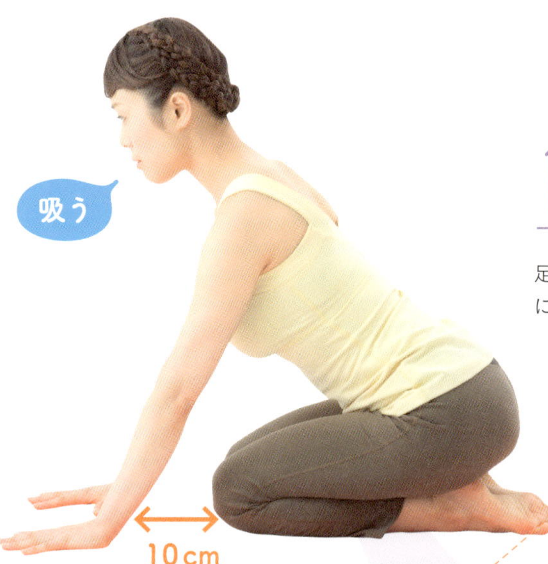

1 足を腰幅に開き、正座する。てのひらをついて、ひと息吸う

足を腰幅に開いて正座する。ひざから約10cm前にてのひらをつき、ひと息吸う。

左右のつま先はそろえる

2 息を吐きながら上体を倒し、頭頂部を床につける。お尻をゆっくり持ち上げて、ひざを90度に

息を吐きながら上体を倒し、頭頂部を床につけ、お尻をゆっくりと持ち上げてひざを90度にする。ひじが開かないよう、脇を軽く締めて、頭頂部でバランスをとることに集中する。

＊この時点でからだのバランスに不安を感じたり、首に違和感があったりする場合は、2を完成ポーズとして、この姿勢で3呼吸する。

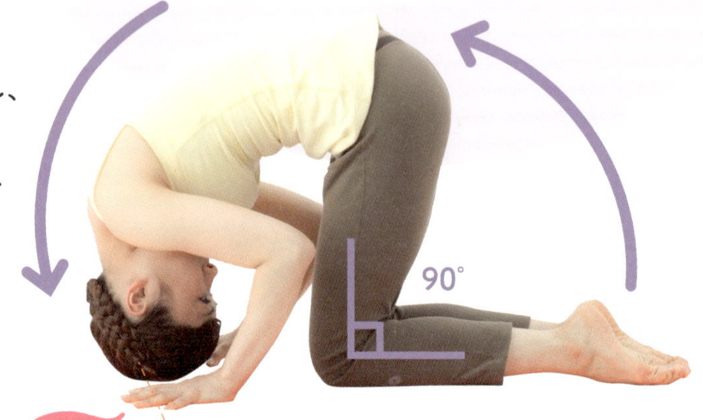

痛みが出ず、心地よく感じるポイントを探す

真っすぐ伸ばした腕が、ウサギの耳を表現しています。頭を下にしてからだを逆転させる「逆転のポーズ」のなかで、比較的安全かつ簡単に頭頂部を刺激できるポーズです。頭頂部のツボを刺激することで、気持ちを落ちつける、目の疲れを解消するなどの効果が期待できます。また、副交感神経を刺激して心身をリラックスさせるので、就寝前にぴったり。首に過度の負担がかからないよう、集中して行いましょう。血圧の高い方は無理せず慎重に。

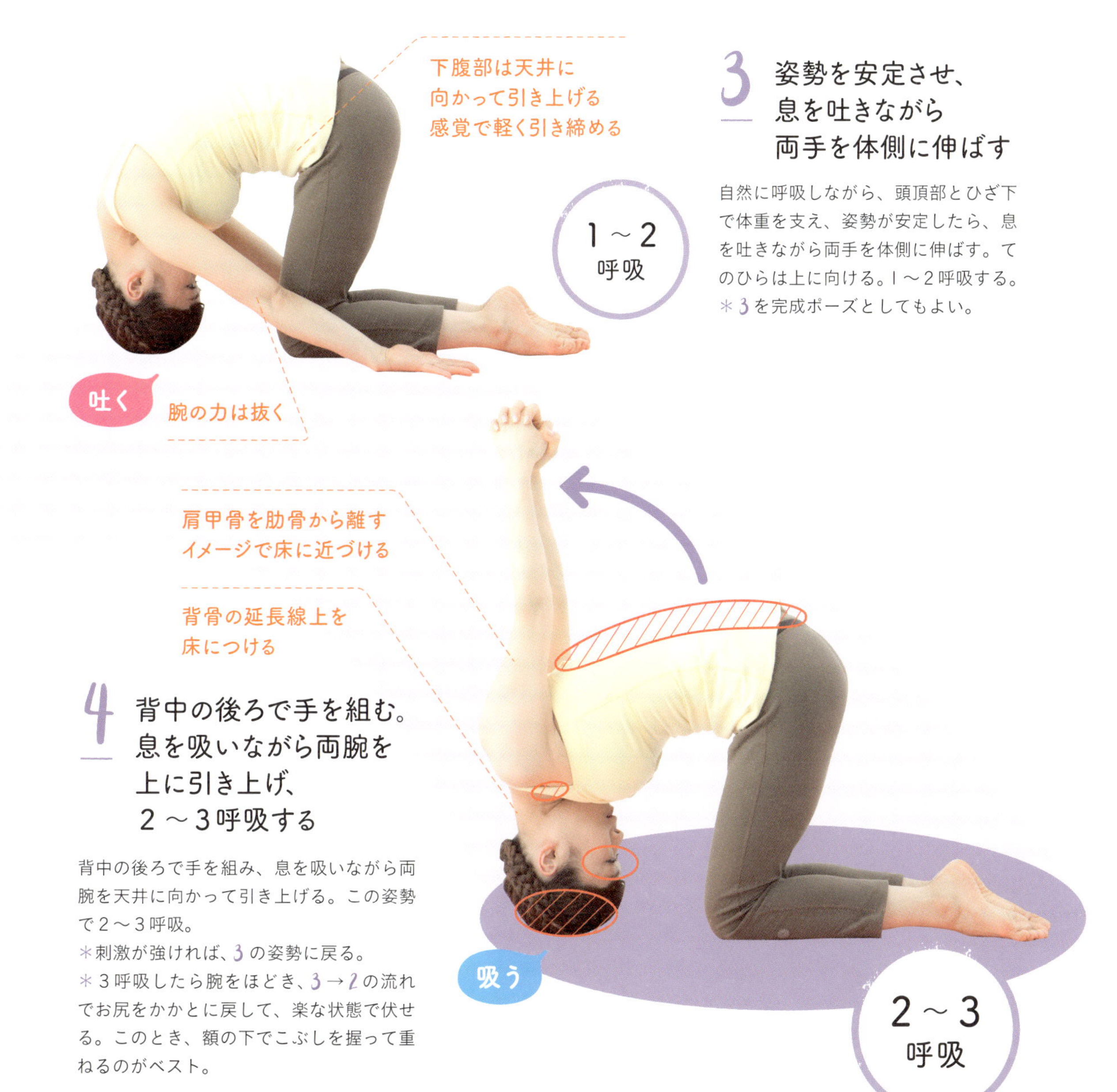

下腹部は天井に
向かって引き上げる
感覚で軽く引き締める
1～2
呼吸
吐く
腕の力は抜く
肩甲骨を肋骨から離す
イメージで床に近づける
背骨の延長線上を
床につける
吸う
2～3
呼吸

3 姿勢を安定させ、息を吐きながら両手を体側に伸ばす

自然に呼吸しながら、頭頂部とひざ下で体重を支え、姿勢が安定したら、息を吐きながら両手を体側に伸ばす。てのひらは上に向ける。1～2呼吸する。
＊3を完成ポーズとしてもよい。

4 背中の後ろで手を組む。息を吸いながら両腕を上に引き上げ、2～3呼吸する

背中の後ろで手を組み、息を吸いながら両腕を天井に向かって引き上げる。この姿勢で2～3呼吸。
＊刺激が強ければ、3の姿勢に戻る。
＊3呼吸したら腕をほどき、3→2の流れでお尻をかかとに戻して、楽な状態で伏せる。このとき、額の下でこぶしを握って重ねるのがベスト。

全身を心地よくストレッチし、1日の疲れをとる

3 太鼓橋のポーズ

主な効果
- 姿勢を整える
- バストアップする
- 肩こりを緩和する
- 疲労を緩和する
- 気持ちを前向きにする

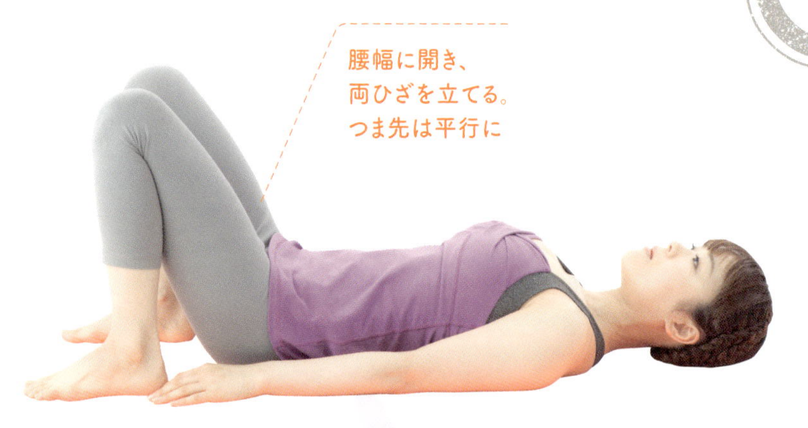
腰幅に開き、
両ひざを立てる。
つま先は平行に

1 仰向けで足を腰幅に開き、両ひざを立てる。腕を両脇に伸ばす

自然に呼吸しながら仰向けになって足を腰幅に開き、両ひざを立てて腕は両脇に伸ばす。

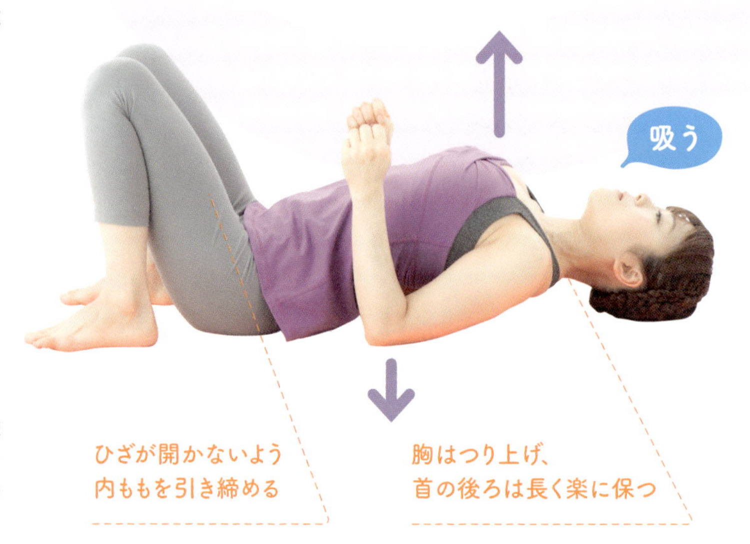
吸う
ひざが開かないよう
内ももを引き締める
胸はつり上げ、
首の後ろは長く楽に保つ

2 息を吸いながら胸を引き上げる。ひざの間は1の腰幅を保つ

息を吸いながら床にひじを立てて床を押しながら、天井に向かって胸を引き上げる。両ひざの間隔が開かないように内ももを引き締め、握りこぶしひとつ分程度を保つ。

半円型の太鼓橋のように、背中を反らせるポーズです。比較的難度が低く、胸を開く感覚がつかみやすいことから、人気が高いポーズのひとつといえます。腕と足で床を押して腰を引き上げ、背中の後ろにゆったりとした空間をつくることで、猫背が改善され、背骨の歪みを矯正して姿勢を整える効果が得られます。全身をくまなく伸ばすことで、疲れをとり除く効果も。バストアップやボディラインを整える効果も期待できることから、女性におすすめのポーズです。

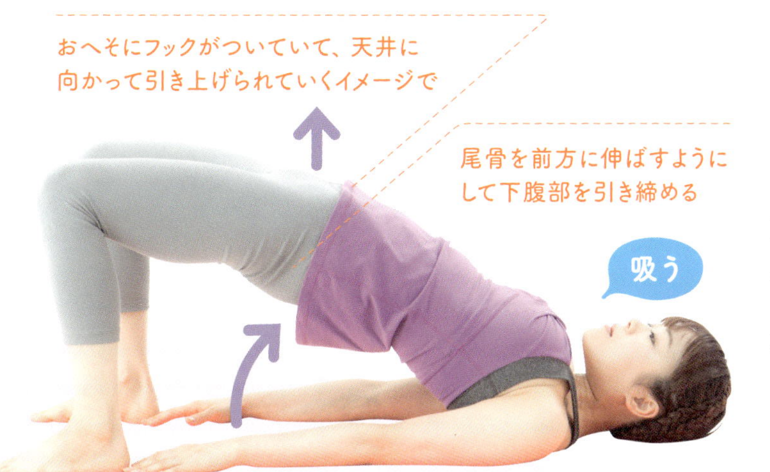

3 腕を伸ばし、息を吸いながら腰を引き上げる

自然に呼吸しながら2の胸の引き上げを保ったまま、腕を伸ばして、てのひらを床につける。息を吸いながら腰を天井に向かって引き上げる。肩から腕、両足裏で体重を支える。

4 息を吐きながら背中の下で手を組んで腕を伸ばす。太ももを持ち上げ、3呼吸する

息を吐きながら、背中の下で手を組んで腕を十分伸ばし胸を開く。胸と腰を引き上げて、太ももの前面を平行になるまで持ち上げる。目線は天井に向け、この姿勢で3呼吸。

＊腕を組むのが難しい場合は、3を完成のポーズとして、その姿勢で3呼吸する。

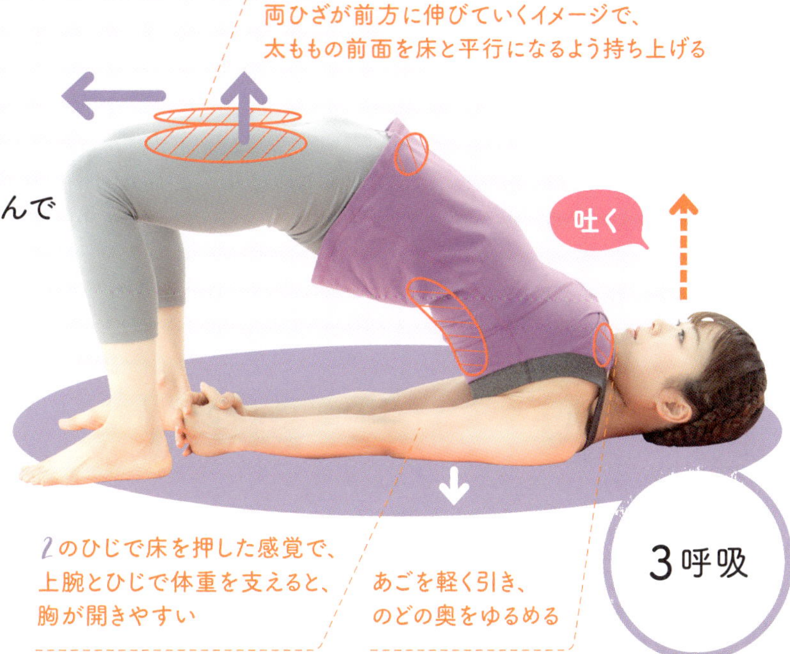

両ひざが前方に伸びていくイメージで、
太ももの前面を床と平行になるよう持ち上げる
吐く
2のひじで床を押した感覚で、
上腕とひじで体重を支えると、
胸が開きやすい
あごを軽く引き、
のどの奥をゆるめる
3呼吸

全身の疲労感に効果的な若返りのポーズ

4 鋤(すき)のポーズ

主な効果

- 肩こりを緩和する
- 内臓の働きを高める
- 全身の疲労を緩和する
- 集中力を高める

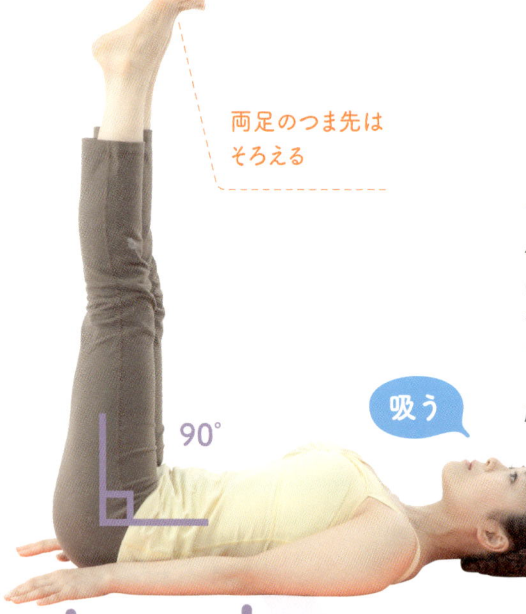

両足のつま先はそろえる
90°
吸う

1 仰向けになり、息を吸いながら足を垂直に伸ばす

仰向けになり、息を吸いながら足を天井に向かって垂直に伸ばす。このとき、勢いや反動をつけず、ひじとてのひらで床を押し、腹筋を使ってお尻を持ち上げる。
＊「太鼓橋のポーズ」から連続して行うか、肩甲骨のストレッチ（p.17）を行うことで、肩甲骨の位置が下がり、ひじで床を押してお尻を持ち上げる感覚がつかみやすくなる。

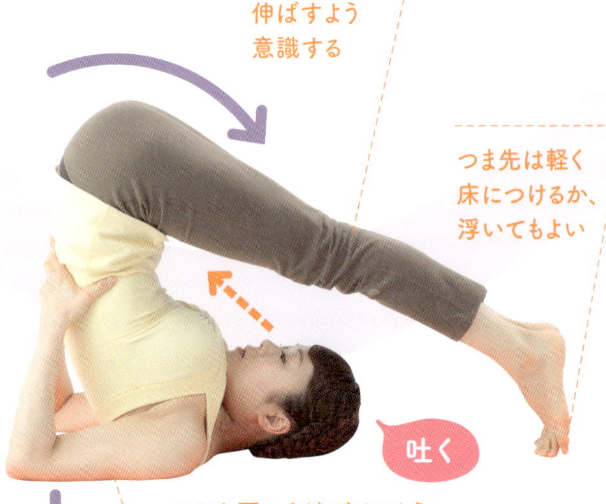

ひざの内側を伸ばすよう意識する
つま先は軽く床につけるか、浮いてもよい
吐く
ひじを肩から遠ざけるようにしながら床を押し、股関節を天井に引き上げる

2 息を吐きながら腰を持ち上げてつま先を頭の先につける

息を吐きながら腰に手をあて、腰を持ち上げてつま先をゆっくり頭の先につける。てのひらと背中で押し合うようにして、上腕と肩に体重をのせる。目線はおへそに向け、絶対に首が横に向かないように行う。
＊首に痛みを感じる場合は、肩の下に折りたたんだブランケットを敷く。けして無理をせず、それでも痛い場合はやめる。

農具の一種である鋤をイメージしたポーズです。若返りのポーズともいわれ、全身の血行を促進する効果が期待できます。また肩甲骨を意識的に動かすことで首、肩の緊張がとかれ、つらい肩こりにも効果的。副交感神経を優位にし、全身の疲労感を緩和するポーズなので夜寝る前に行うと、心地よく眠りにつくことができます。1の姿勢を壁にもたれかかるようにして行うだけでも、疲労回復に絶大な効果があります。

3 両手を組んで伸ばし、3呼吸する

自然に呼吸をしながら、上腕と肩で体重を支えるようにバランスをとる。手を組み、腕全体で床を押して胸を開く。のどはゆるめて。この姿勢で3呼吸。

＊つま先が床につかない場合は、2を完成のポーズとして、その姿勢で3呼吸する。

＊慣れてきたら、ポーズのあとに魚のポーズ（p.82）を行ってから次のワニのポーズに移行すると、のどと胸の緊張がほぐれて気持ちがすっきりするので、心地よい睡眠を得るためにはさらに効果的。

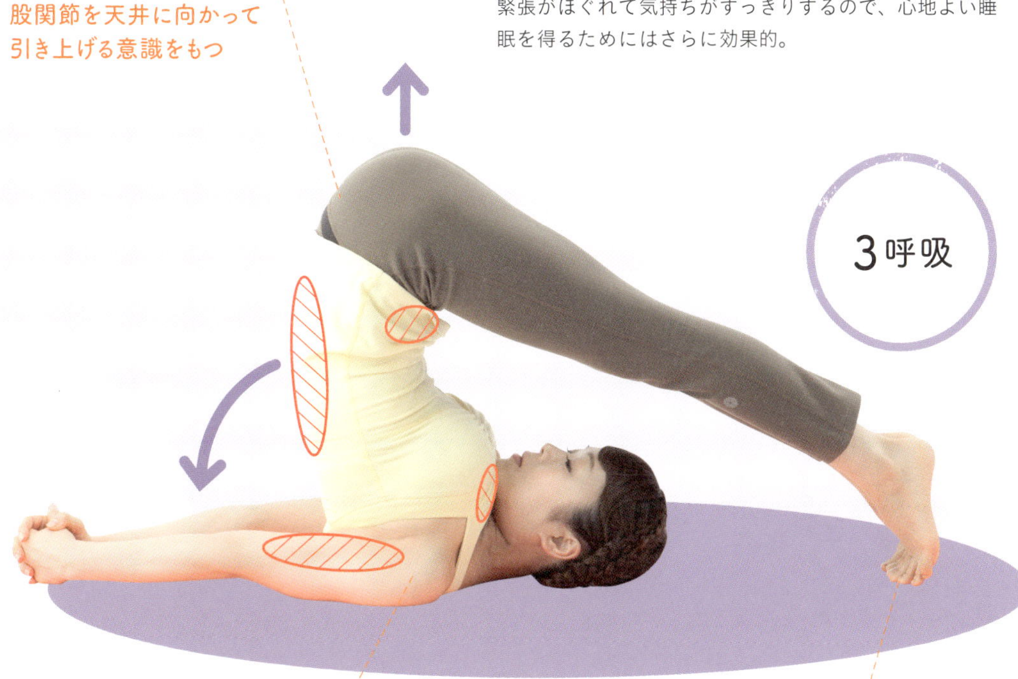
股関節を天井に向かって引き上げる意識をもつ
3呼吸
腕全体で床を押し、上半身を支点に肩に体重をのせ、胸を開く
無理につま先を床につけないようとしない。首に負担をかけず、呼吸が楽にできる状態で

からだの芯からのくつろぎを得、眠りに導く

5 ワニのポーズ

主な効果

- 腰痛を緩和する
- 便秘を緩和する
- 気持ちを落ちつける
- 不眠を緩和する

全身の力を抜いて、
目を閉じる

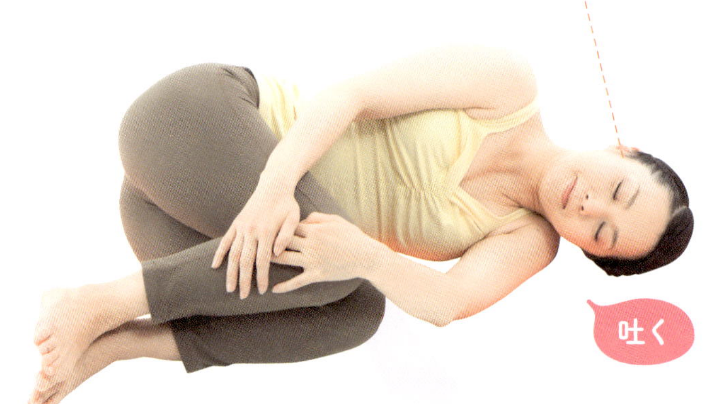

1 左向きに横になり、息を吐きながら両ひざを抱える

左向きにゴロンと横になり、両足をそろえて曲げる。息を吐きながらひざを抱えて。全身の力を抜き、目は閉じる。

吸う

ひざが浮かないよう
左手で軽く押さえる

2 左手で右ひざを押さえ、息を吸いながら右手を伸ばす

左手で右ひざを押さえ、息を吸いながら右手を頭上に向かって伸ばす。

横に倒す足の動きが、ワニが左右にしっぽを振る動きに似ていることからこの名がついたといわれています。背骨に適度な刺激を与えることで、心身の緊張をほぐしてリラックスさせてくれます。マイルドなねじりによってからだを芯からくつろがせ、スムーズな眠りに導きます。

3の姿勢のときに両ひざを胸に近づけると、背骨の緊張が緩み、胸が解放されてよりリラックスできます。

3 息を吐きながら右手を背中側に伸ばし、上半身をねじる。3～5呼吸する。反対側も同様に

息を吐きながら、右手を開いて背中側に伸ばし、上半身をねじる。右のてのひらは天井に、顔はからだがくつろぐ方向に向けて。この姿勢で3～5呼吸。向きを変えて、反対側も1～3を同様に行う。

上達のコツ

背骨が腰から肩まで、下から順にらせんを描くイメージで上半身をゆったりとねじると、気持ちよくマイルドなねじりを感じられます。

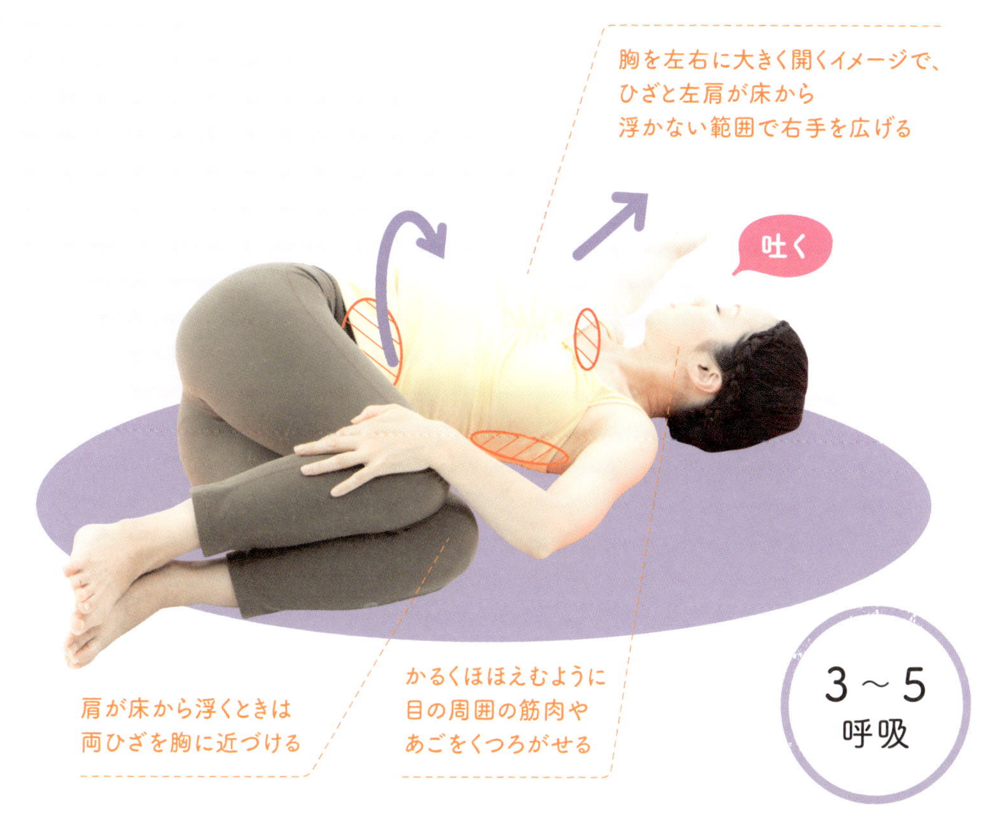
胸を左右に大きく開くイメージで、ひざと左肩が床から浮かない範囲で右手を広げる
吐く
肩が床から浮くときは両ひざを胸に近づける
かるくほほえむように目の周囲の筋肉やあごをくつろがせる
3～5 呼吸

\ 監修 /

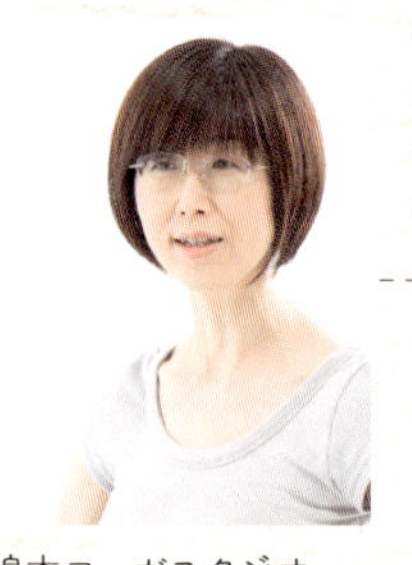

綿本ヨーガスタジオ
RIE（りえ）

* 日本ヨーガ瞑想協会　ヨーガ指導者トレーニング（綿本彰）修了
* アジャストメント指導者トレーニング（マシューコーヘン）修了
* インサイトヨガ指導者トレーニング（サラパワーズ）修了
* 陰ヨガ指導者トレーニング（解剖学＆経路／ポールグリリー）修了　など

綿本ヨーガスタジオ講師。
身体に閉じ込めていた意識を解放して、本来の輝きをとり戻す力に感銘を受けてヨガを学びはじめる。解剖学的観点から見るポーズの正確なアライメントを熟知しており、理論に基づいたていねいなポーズ誘導が人気。ヨガを主軸に、気功やロルフィングなど、さまざまなボディワークも学んでいる。
監修に『これ1冊できちんとわかるヨガ』『からだが硬い人のヨガ』（ともにマイナビ出版）などがある。
綿本ヨーガスタジオ　http://www.yoga.jp/

1日20分でからだが変わる!
はじめてのおうちヨガ

2016年9月15日　初版第1刷発行

監修者　綿本ヨーガスタジオ RIE
発行者　滝口直樹
発行所　株式会社マイナビ出版
〒101-0003　東京都千代田区一ツ橋2-6-3
一ツ橋ビル2F
TEL 0480-38-6872（注文専用ダイヤル）
TEL 03-3556-2731（販売部）
TEL 03-3556-2736（編集部）
E-mail pc-books@mynavi.jp
URL http://book.mynavi.jp
印刷・製本　株式会社大丸グラフィックス

注意事項について

- 本書の一部または全部について個人で使用するほかは、著作権法上、著作権者および（株）マイナビ出版の承諾を得ずに無断で複写、複製することは禁じられております。
- 本書についてのご質問等ございましたら、上記メールアドレスにお問い合わせください。インターネット環境のない方は、往復はがきまたは返信用切手、返信用封筒を同封の上、（株）マイナビ出版編集第5部書籍編集課までお送りください。
- 乱丁・落丁についてのお問い合わせは、TEL:0480-38-6872（注文専用ダイヤル）、電子メール:sas@mynavi.jpまでお願いいたします。
- 本書は2013年10月に小社が発行した『これ1冊できちんとわかるヨガ』及び、2014年10月に発行した『からだが硬い人のヨガ』を再編集したものです。
- 本書の記載は2016年7月現在の情報に基づいております。そのためお客さまがご利用されるときには、情報や価格などが変更されている場合もあります。
- 本書の会社名、商品名は、該当する会社の商標または登録商標です。

定価はカバーに記載しております。

ISBN978-4-8399-5991-3　C2077
Printed in Japan

\ STAFF /

デザイン・DTP　野村友美（mom design）
写　真　平安名栄一
ヘアメイク　氏家恵子
モデル　カヨ、sayaka（綿本ヨーガスタジオ）
編　集　株式会社スリーシーズン（花澤靖子、佐藤綾香）
企　画　庄司美穂（株式会社マイナビ出版）

衣装協力　easyoga（イージーヨガ ジャパン）
TEL 03-3461-6355
http://www.easyogashop.jp
チャコット
TEL 0120-919-031
http://www.chacott-jp.com
撮影協力　Yoga works（ヨガワークス）
TEL 0120-92-4145
https://www.yogaworks.co.jp